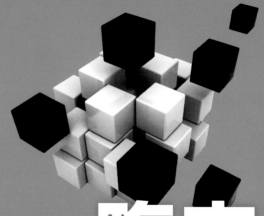

臨床推論
臨床脳(りんしょうあたま)を創(つく)ろう

丹澤 章八 編著

錦 房

執筆者一覧

丹澤章八（たんざわ しょうはち）　明治国際医療大学　名誉教授
　　　　　「丹塾」塾頭　（医師）
加藤　麦（かとう ばく）　国立障害者リハビリテーションセンター
　　　　　厚生労働教官　（鍼灸師）
石川家明（いしかわ いえあき）
　　　　　TOMOTOMO（友と共に学ぶ東西両医学研修の会）代表
　　　　　「丹塾」同人　（鍼灸師）
木村朗子（きむら さえこ）　ともともクリニック　院長
　　　　　「丹塾」同人　（内科医師）
高梨知揚（たかなし ともあき）　東京有明医療大学　保健医療学部鍼灸学科　講師
　　　　　「丹塾」同人　（鍼灸師）

協力者　（50音順）
伊藤和之（いとう かずゆき）　国立障害者リハビリテーションセンター　理療教育・就労支援部　主任教官
小島賢久（こじま よしひさ）　森ノ宮医療大学　教授
島田　力（しまだ つとむ）　気流LABO　代表
菅原之人（すがわら ゆきひと）　東京衛生学園専門学校　臨床教育専攻科　学科長
瀬尾港二（せお こうじ）　アキュサリュート高輪　院長
戸村多郎（とむら たろう）　関西医療大学大学院　准教授
中村眞道（なかむら まさみち）　東京医療専門学校　鍼灸マッサージ教員養成科　科長
奈良雅之（なら まさゆき）　目白大学保健医療学部　教授
福田文彦（ふくだ ふみひこ）　明治国際医療大学　はり・きゅう学講座　教授

推薦の序

　鍼灸臨床の世界にオスキー（OSCE：Objective Structured Clinical Examination，客観的臨床能力試験）をいち早く紹介し，導入・指導されたのが丹澤章八先生です．また問診ではなく対話を通して病苦にある患者の物語に寄り添う手法として医療面接（Medical Interview）を紹介し，指導されたのも丹澤先生です．

　このように丹澤先生は，鍼灸医療の質向上，鍼灸師の資質向上に向けて並々ならぬ思いをもって臨床教育の充実・発展に尽力されてきました．そして，この度，臨床力を構成するもう一つの能力である臨床推論について執筆されたのが本書です．

　以前から推定鑑別診断に基づいて鍼灸の適・不適，禁忌の判断を適切に行うことが，鍼灸医療の信頼を担保するうえで重要な要件であると指摘されてきました．しかし，そのことに対する教育課程は設定されずもっぱら教育現場に任されてきましたが，今ようやく「あはきの適応」として教育課程に組み込まれることになりました（あん摩マッサージ指圧師，はり師，きゅう師の学校養成施設の認定規則，平成30年度施行）．

　このことと機を一にするかのように，本書『臨床推論─臨床脳(あたま)を創ろう』が出版されたのです．上述したように丹澤先生は，鍼灸臨床教育の充実を早期から構想され，医療面接，オスキーを紹介し，指導されてきました．本書の臨床推論についても早期から構想され，その強い積年の願いが，時を動かし，この度の上梓に繋がったものと思います．

　丹澤先生は，医療面接，オスキーに臨床推論を組み込むことによって臨床能力が確かなものになるとの信念に基づいて本書『臨床推論─臨床脳を創ろう』を協力者とともに執筆されました．なお，医療面接については『医療面接』（医道の日本社，2002年）として既に出版されています．本書と併せて活用していただくことにより，本書の理解が深まり，一層高い臨床力を修得できるようになります．

臨床推論は，日常の臨床において診療室で行っている頭の中の診察過程を論理的に組み立てる手法のことです．その理論的枠組みに沿って，目の前の患者（受療者）に医療面接を行い，オスキーで培われた診察技術を駆使することで，的確に鍼灸の適・不適，禁忌を判断することができるようになります．そうすることで患者の医療上のリスクを最小化し，病苦に共感し，治療効果を最大化することができるようになります．

　本書は，(1) 序，(2) 基礎編─臨床推論における仮説演繹法，(3) 実践編─仮説演繹法による臨床推論，(4) 終章，の4つのパートで構成されています．本書は臨床の実践書であることから，実際の臨床にスムースに活用できるよう，臨床目線で平易に分かりやすく書き上げられ，大変読みやすい専門書です．

　基礎編における臨床推論の理論を踏まえて実践編の主要症状の項を読むと，あたかも診察に臨んでいる実感に包まれます．このように本書は診療室の臨場感を感じさせる力強さをもっています．更に倫理的な緊張感をも感じさせてくれます．そのことにおいて，本書は実践書であってそれを超えた書物です．それは丹澤先生の鍼灸医療への強い想いと患者への慈愛，それらが簡明で優れた筆力によって醸し出されたことによると思います．そのことは「あとがき」に「伝統医療にその時代の医療の在り方に相応しい衣を着せて，進みゆく時代に即応できる伝統医療の姿形にするため」と記されているように，時代の流れに置き去りにされないようにとの想いを込めて執筆されたことからも明らかです．

　最後になりましたが，本書は「あはきの適応」の最良のテキスト，教科書であることは言うまでもありませんが，本書を読み進めていく過程で医療人としての鍼灸師のプロフェッショナルな精神が芽生えていくことに気づかされることでしょう．本書はそうした本でもあります．

平成最後の年末にて

矢　野　　忠

目　次

推薦の序……………………………………………………… iii
はじめに……………………………………………………… 1

序

1. 臨床推論とはどういうこと！……………………………………… 2
2. 臨床推論こそ臨床教育で最も重要な課題 ………………………… 3
3. 鍼灸臨床に［臨床推論］の実践が，なぜ必要か？……………… 4
4. 本書刊行の目的は …………………………………………………… 5
5. 本書の論述の流れ …………………………………………………… 6
   　参考文献………………………………………………………………… 6

基礎編／臨床推論における仮説演繹法

1. 臨床推論の主な4つの方法 ………………………………………… 7
   1) 直感的診断法（スナップショット診断）／7　2) 徹底検討法／7
   3) アルゴリズム法／8　4) 仮説演繹法／8
2. 仮説演繹法が推奨される理由 ……………………………………… 9
3. 臨床における仮説演繹法の流れ …………………………………… 10
   ステップ1　情報収集（医療面接）による問題把握／12
   ステップ2　診断仮説の設定／12
   ステップ3　診断仮説の順位づけ／13
   ステップ4　医療面接と身体診察による診断仮説の検証／13
   ステップ5　最終鑑別（診断）／15
4. 仮説演繹法を実践する上で必要な作業内容・要点・注意点 …… 15
   1) 臨床推論における医療面接と，その役割／15
   2) 診断仮説の設定の段取り／16　3) 診断仮説の検証／22
   4) "見逃してはいけない疾患・病態"の鑑別／29
   　参考文献…………………………………………………………………31

実践編／仮説演繹法による臨床推論

1 腰　　痛 …………………………………………………………37
- 症例1　慣れない仕事は慎重に ……………………………37
  - 参考文献 …………………………………………………47
- 症例2　以前受けた鍼治療が効いたので，今回も… ……47
  - 参考文献 …………………………………………………58
- 症例3　高齢者の腰痛に出会ったら… ……………………58
  - 参考文献 …………………………………………………67

2 頭　　痛 …………………………………………………………68
- 症例1　遺伝かしら，それとも… …………………………69
  - 参考文献 …………………………………………………79
- 症例2　バイタルサインのチェックが鍵となる …………80
  - 参考文献 …………………………………………………88

3 めまい ……………………………………………………………92
- 症例1　地球が回る …………………………………………92
- 症例2　人生の　まさか ……………………………………99
  - 参考文献 …………………………………………………102

4 しびれ ……………………………………………………………103
- 症例　手をブラブラ振ると… ………………………………103
  - 参考文献 …………………………………………………110

5 関節痛 ……………………………………………………………114
- 1. 単関節痛 ……………………………………………………114
- 症例1　夜道に現れる妖怪 …………………………………114
- 症例2　思いつく原因はないけれど… ……………………119

症例3　無理は承知で授業に出席 ··· 127
　2. 多関節痛 ··· 131
　　　症例4　フラダンスの大会に出たい ··· 132
　　　　　　参考文献 ··· 141

6　浮腫（むくみ） ··· 142
　　　症例　あまり気にしませんでした… ·· 142
　　　　　　参考文献 ··· 153

7　臨床推論が導入されていなかった時代 ··· 154
　　　あるベテラン鍼灸師の回想―鍼灸臨床には"十問歌"というROSがあった… 154
　　　　　　参考文献 ··· 158

8　終　　章 ··· 161
　1.《M君らしい》 ··· 161
　2.「わかる」ということ ·· 162
　3.【臨床脳】を鍛える ·· 163
　4. 患者さんこそが唯一の師 ··· 164

参考1　疾患がある可能性（確率）を変動させる因子 ··························· 32
　1. 感度と特異度　2. 尤度比　3. ベイズの定理

臨床推論のポイント一覧（参考頁）

参考2　片頭痛 ············ 78	参考6　一般的な急性多関節痛 …138
参考3　頭　　痛 ············ 89	1. 関節リウマチ（RA）
参考4　め ま い ············ 96	2. RA以外の膠原病
参考5　し び れ ············111	3. ウイルス性関節炎
	4. 悪性腫瘍（腫瘍随伴症候群）
	参考7　浮　　腫 ············150
	参考8　十 問 歌 ············159

索　引……………………………………………………………… 165
あとがき…………………………………………………………… 169

はじめに

　臨床を一場のドラマにたとえると，ドラマの主役は患者さんです．医療者は，主役が自分の物語を上手に語れるように，手助けをする［わき役］です．ただし，ふつうの［わき役］とはちょっと違います．
　主役が語るさまざまな物語を，主役にも納得してもらえる，「起承転結」に沿った医学的物語に仕上げるという，編集の役割をこなす力量を持った［わき役］です．主役がいて，この［わき役］が寄り添って，はじめて臨床と題するノン・フィクションのドラマが展開するのです．

　「起承転結」とは，次のように考えられます．ドラマのメインテーマは，主役─患者さん─の主訴（「起」）です．主訴による苦しみ・悩みは，多かれ少なかれ主役の生活に影響が及び（「承」）ます．わき役─医療者─は主訴の原因を尋ね歩き（「転」）ます．その結果，原因を突き止め（「結」），原因除去の方策について，双方が納得し協力し合う，という筋立てに当てはまります．

　ドラマには，「起」から発して「結」に至る幾本かの道筋が記載されています．わき役─医療者─が，主役─患者さん─を「起」から「結」に送り届ける道筋です．臨床と題するこのドラマでは，この道筋を［臨床推論］と名づけました．

　本書はこの［臨床推論］についての解説書です．できるだけ平易な解説に努めますが，テキストブックである限り，多少かたぐるしい言辞が出没します．
　が，辛抱して読みすすんでください．

　さて，改めて［臨床推論］とはどういうこと！　という問いから始めましょう．

1. 臨床推論とはどういうこと！

「患者さんの疾病を明らかにし，解決しようとする際の思考過程や内容」という定義があります[1]．

ひらたく言えば，〔鑑別診断〕とほぼ同じことなのですが，その鑑別を間違えないように進める段取りと理論とを，実践的に論理だてしたものが〔臨床推論〕であって，臨床には絶対に欠かせない論理です．

つまり，〔臨床推論〕は，臨床能力を構成する5つの要素—〔知識〕・〔情報収集能力〕・〔総合判断力〕・〔技能〕・〔態度〕—のうちの，〔知識〕・〔情報収集能力〕・〔総合判断力〕の3つの要素を結集して実践される臨床能力である，と言えるものだと考えてください．

具体的な症例で考えてみましょう．

> **症例**—腰痛を訴える初老の婦人が初診の患者さんとして来院しました．腰をかばうように右手を腰に当て，浮かない表情で，やや前かがみの姿勢であなたの目のまえの椅子に座っています．

さて，あなたはどんな段取りで臨床を進めますか？

初診患者さんですから，まず，予診票（あなたが考えて作った予診票）に記入されている情報—お名前・性・年齢・職業・住所，来院の目的（主訴）など—に目を通し，確認をしたあと，あなたの自己紹介に続いて，改めて来院目的を患者さん自身の言葉で確かめるでしょう．

そして，訴え（愁訴）の内容をできるだけ順序よく，詳しく聴きとる対話—医

療面接—を行いながら情報（**主観的情報**）を整理します．さらに，その情報を裏付けるために適切な**身体診察**を行って所見（**客観的情報**）を集めます．

→情報収集能力

　続いて，それらの2つの情報を統合して，現在の病態を把握します．病態を把握したら，その病態が説明できる診断仮説をたてます．

→知識

　次に，診断仮説の確からしさを検証して，結論的に最終鑑別を導くでしょう．

→総合判断力

　つまり，「起」から「結」に達する道筋に沿った，この一連の歩みに似た臨床の営為を，[**臨床推論**]と呼ぶのです．

2. 臨床推論こそ臨床教育で最も重要な課題

　読者の中には，そんな段取りは教わらなかったので必要性は低いのではないかとか，臨床家は，すでに似たような段取りの臨床はやっているので，改めて[臨床推論]などと気取った言い方をしなくてもいいではないか，と思われる人もいるでしょう．が，決してそうではないのです．

　医学部における臨床教育で，最も重要な必須課題は[臨床推論]です．鍼灸医学の臨床教育でもまったく同じです．内容は違っても，臨床という同じ名を持つ医療の場においては，共通する重要な実践課題であることには間違いありません．

　はっきり言えることは，これから臨床家を目指す人々にとっては必修・必携の臨床能力の一つであり，すでに臨床家である人々にとっては再学習するに値する大切な臨床の論理なのです．

　なぜなら，[臨床推論]の実践こそが，臨床の変わらない目標である[患者さん中心の医療（PCM：patients centered medicine）]の遂行という，臨床のたゆまぬ努力目標に向かう王道であり，また，科学的思考論理である[臨床推論]の導入こそが，鍼灸臨床が現代医療と協働することが可能となる王道でもあるからです．

3. 鍼灸臨床に［臨床推論］の実践が，なぜ必要か？

なぜ？　その1

　理由はただ一言です．それは，患者さんの病態を可能な限り正しく把握し，次に続く対応を誤らないためです．

　病態を可能な限り正しく把握することは，その患者さんにとって，最も適切な鍼灸治療は何か，はたまた現代医療は何か，を判断する決め手になるからです．
　対応を誤らないためとは，その患者さんの病態は，鍼灸治療の適応か不適応かの判定をしっかり行うことです．裏返して言えば，誤った判断（誤診）を可能な限り避けるためです．
　誤診は誤治療につながります．誤診や誤った対応は，患者さんのQOLを毀損するばかりでなく，生命予後にも影響を及ぼしかねません．医療者は，患者さんが歩んでいる人生の中で，悩み・苦しんでいる物語に触れ，直面していることを常に心に銘記し，意識から外してはなりません．

　改めて言いますが，臨床の主役はあくまでも患者さんであることを忘れてはなりません．
　もうお分かりでしょうが，［臨床推論］の実践は患者さんのメリットに直結しているのです．さらに，実践によってあなたの臨床が豊かになり，信頼性を増すことは疑いありません．

なぜ？　その2

　現代は昔日の鍼灸臨床の様相とは違い，人口の高齢化に伴って，**多種多様で複雑な病態を持つ患者**さんが来院するようになってきた時代の背景を負っています．この背景に即応する臨床を，より充実させ，革新してゆく最善の方策は，［臨床推論］を積極的に導入し活用することです．

［臨床推論］を活用・実践する臨床こそが，時代が要請している鍼灸医療の姿であり，さらに，現代医療と協働することを可能にする接点ともなる臨床の姿なのです．その姿とは，繰り返しになりますが，まずは患者さんの病態を正しく判断し，どのような対応策がその患者さんにとって最もふさわしいかを考えて選び出すことです．鍼灸治療に進むか，もしくは医療機関に紹介して精査を薦めるかなどの，アドバイスを与えることができる方向性を持った臨床，いわば，プライマリ・ケア的な視点に立った臨床実践の姿形といえるでしょうか．

そのような姿形の臨床を進める思考状態にある脳を，筆者は【臨床 脳】と名付けました．

4. 本書刊行の目的は

本書はその【臨床脳】を創る手引書です．

加えて【臨床脳】を育て，広く［臨床推論］を活用・実践し，現代の医療界における鍼灸臨床の充実と信頼性と，存在の意義とを高めて欲しいためです．

ところで「はじめに」で，「起」から「結」に至るには幾本かの道筋があると述べました．【臨床脳】を創る方法には複数の方法があるということです．先に「王道」という言葉を使いました．「王道」を「道」に置き換えてみます．

富士山の頂上を目指す登山道は，五合目からは４つのルートがあり，最も利用が多いルートは「吉田口ルート」で，多い理由は利便性・安全性・確実性が高いためだそうです．本書はそれに倣い，教科書的な書籍にありがちな複数の方法論の羅列・紹介という煩雑さは避け，まずは手引書にふさわしく，［臨床推論］の方法の中で最も普遍性・確実性・応用性に富む「仮説演繹法」の紹介・解説と，実践応用の記述を主とする編集方針をとりました．

この方針は，本書の出版に協力してくださった全員からの，【臨床脳】を創るために最も効果的な方針であるというコンセンサスに支持されています．

また，鍼灸臨床における［弁証・治則］に導く［鍼灸医学的臨床推論］は，流派によってさまざまな方法論があり，普遍性に欠けるので，それぞれの流派専門

書に譲り，本書では触れないことをお断りしておきます．

5. 本書の論述の流れ

　基礎編で，［臨床推論］における［仮説演繹法］とはどういう方法であるかを詳しく紹介し，つづく実践編で，実地臨床での適応・実践の解説に進みます．

　読者の中で，実地臨床での実践を先に知りたいという人がおられたら，基礎編を飛び越えて実践編へ進んでください．そのあとで基礎編に戻られてもかまいません．あるいはその方が［臨床推論］に対する理解が深まるかもしれません．

　どうぞ本書の中を自由に往来して，【臨床脳】を創るための座右・袖珍の書としていただければ幸いです．まずは，［仮説演繹法］を自由に使えるように習熟に努め，日常臨床の場で行う臨床推論では，［仮説演繹法］が習慣化された姿で結実することが大切です．

参考文献
1) 大西弘高・編：臨床推論．南山堂，2012．

基礎編

臨床推論における仮説演繹法

1. 臨床推論の主な4つの方法

臨床推論の主な4つの方法について簡単に紹介します．

1） 直感的診断法（スナップショット診断）

あなたはいま，臨床の現場にいます．新患の男性患者さんが診療室に入ってきました．年齢は70歳代でしょうか．前傾姿勢で小刻みな歩き方．表情は硬く，両腕の振りはまったく見られず，左右の手指は細かく震えています．もしかして…"パーキンソン病ではないか"…と，直感的に病名が頭に浮かぶでしょう．

疾患の特徴的な訴えや所見などから，ほぼ瞬間的に直感で診断する方法を直感的診断法（パターン認識）といいます．

少ない情報収集で診断できるので短時間に効率よく鑑別できますが，こういう場面は例外的で，実地臨床では多くの場合，患者さんを見ただけで疾患や病態の鑑別を明らかにすることはできないものです．

しかもパターン認識を用いるためには，その疾患を多数経験して，その疾患の特徴的な所見（パターン）を知っている必要があります．つまり経験したことのない（パターンを知らない）疾患に遭遇した場合は，パターン認識は通用しません．また，思い込みや考えの偏りなどのバイアスにより，十分な推論をせずに誤診をしてしまう可能性もあります．

2） 徹底検討法

いわゆる「不定愁訴」，例えば「なんとなく体が重い」「疲れやすい」「よく眠れない」などの，つかみどころがない愁訴を持った患者さんに対しては，どのよ

うに推論を進めたらよいでしょうか.

　このような訴えだけでは,原因と思われる疾患・病態を想起しにくく,どのような方向性で臨床推論を進めていいのか悩んでしまいます.そのような場合は,患者さんの訴えや所見から考えうる疾患や病態をすべて列挙して,推論を進めていく徹底検討法があります.

　全身の状態を系統的に尋ねる**システムレビュー：ROS**（**表5**,p23）などを用いて,列挙した疾患や病態を一つずつ吟味・鑑別しながら臨床推論を進めていくことで,ほぼ確実に最終鑑別（診断）にたどりつきますが,推論の過程では相当の時間を要します.そのため実際の臨床現場で実践することは難しく,臨床推論における疾患の絞り込みを教育する場面で用いられることが多い方法です.

3) アルゴリズム法

　特定の症状や所見が「あるか」「ないか」を尋ね,患者さんから「はい（あります）」,「いいえ（ありません）」の答えをよりどころとして,鑑別系統図（フローチャート）の手順に従い,該当する内容を順にたどりながら鑑別を進めていく方法をアルゴリズム法といいます.

　各種ガイドラインの診断方法として様々なものが公開されており,手順に従うだけで最終鑑別（診断）にたどりつけますが,典型的（教科書に記載されているような）症状が揃っていないと上手くいきません.

4) 仮説演繹法

　日常臨床で行われる臨床推論の基本と言われ,かつ,もっとも普遍的に活用されています.

　仮説演繹法は,患者さんの訴える症状や所見から,いくつかの診断仮説を想起し,想起した診断仮説を分析的に,また科学的に検証しながら推論を進め,最終鑑別（診断）に至る方法です.相応の知識が必要なことと,多少の時間を要しますが,臨床経験が浅くても活用でき,誤診のリスクが低いというメリットがあります.

　以上の4つの方法にはそれぞれメリットとデメリットがあります（**表1**）.実際の臨床現場では,それぞれの特性を理解したうえで,状況に応じて使い分けて

表1　臨床推論の方法とメリット・デメリット

臨床推論法	メリット	デメリット
① 仮説演繹法	・日常臨床でよく遭遇する疾患・病態の鑑別（診断）に向いている ・分析的，科学的に検証する ・誤診のリスクが低い ・思考過程を振り返ることができる	・相応な知識が必要である ・多少時間はかかる ・稀な疾患や複雑な病態の鑑別（診断）にはやや不向きである
② 直感的診断法	・時間はかからない ・少ない情報で鑑別（診断）できる	・臨床経験が豊富でないとできない ・思い込みによる誤診のリスクが高い
③ 徹底検討法	・誤診のリスクはかなり低い ・病態鑑別（診断）の教育に向いている	・かなり時間がかかる ・網羅的に疾患をピックアップできる知識が必要である ・病態の軽重が同列として扱われる
④ アルゴリズム法	・手順に従うだけで最終鑑別（診断）にたどりつける	・典型的な症状が揃っていないと行き詰まりになる

いく必要がありますが，その中でも，特に仮説演繹法が推奨される理由を詳しく紹介しましょう．

2. 仮説演繹法が推奨される理由

　最大の理由は，仮説演繹法が日常の臨床でよく遭遇する"頻度が高い疾患・病態（common disease）"の鑑別診断に最も適しているからです．言い換えると，頻度が高い疾患・病態の中に潜む"見逃してはならない疾患・病態（critical disease）"を見抜くことができる方法だからです．

　したがって，医師にとっては日常臨床における臨床推論の基本であり，医学部においては診断学の学習・実習は勿論のこと，研修医の実地臨床教育でも，優先して身につけるべき方法とされています．

　また，仮説演繹法による臨床推論は，いくつかの診断仮説について，分析的に，また科学的に検証を行いながら推論を進めていくため，相応の知識が必要で

あり，多少の時間を要しますが，誤診のリスクは低くなります．このように仮説演繹法では論理的な筋道を立てて鑑別していくので，自分が行った臨床推論の思考過程を後から検討することができます．どこが悪かったのかを後から振り返り，学習することができます[1]．

最近では，チーム医療にかかわる職種（看護師や薬剤師など）でも，患者さんの重症度や緊急度などの状況を的確に判断する手段として，仮説演繹法による臨床推論が広まってきています．

つまり，仮説演繹法による臨床推論は，最終診断を導くために用いるだけでなく，「患者さんに起こっている現象を発見し，その内容や結果を予測する能力」[2]として医療従事者が広く応用できる思考過程なのです．

3. 臨床における仮説演繹法の流れ

具体的な解説に入る前に，仮説演繹法の流れを大まかに理解しておきましょう．

(1) 患者さんが抱えている愁訴に関する情報を，医療面接で収集します．収集した情報を時系列的に整理し，整理した情報を，患者さんと医療者とが共有する**臨床問題**とします．

(2) その臨床問題を引き起こしていると考えられる原因疾患，もしくは病態のいくつか（複数）を，**診断仮説**として想起します．

(3) 想起した診断仮説に，可能性が高い順に**順位をつけます**．

(4) 改めて診断仮説自体を含め，可能性の順位が正しいかどうかを，さらなる医療面接や，必要な身体診察を行い，その確からしさの裏づけとなる情報を収集して**検証します**．

(5) 最後に，検証した結果を吟味し，診断仮説の中で最も確かと思われるものを**最終鑑別（診断）**として絞り込みます．

上記の流れを図示すると，図1のように5つのステップで構成されます．

以上の流れは基本的な流れで，とても重要です．患者さんが緊急の状態でない限り，この流れをきちんと踏んだうえで臨床推論を進めていきましょう．そし

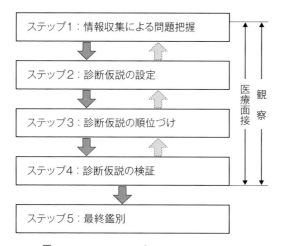

図1　仮説演繹法による臨床推論の流れ

て，この流れは一方通行ではないことを認識してください．

　というのは，医療面接や身体診察から得た情報をもとに，「診断仮説の検証」を行った結果，「診断仮説の順位づけ」を変更しなければならないことがあります．さらには，「診断仮説の設定」自体を見直す必要が出てくるかもしれません．つまり，推論の組みたて直しが必要になる場合があるからです．図の両方向の矢印は，その意味をあらわしたものです．

　それでは**図1**に従って，1から5の各ステップで行う作業について解説します．

　その前に，まずは忘れてはならない大切なことがあります．**臨床推論の基礎（土台）**となるもの，それは**観察**です．患者さんの言動を観察することは非常に重要です．臨床推論を建築に例えれば，建物を支える基礎（土台）に相当するものと承知してください．

　患者さんとの共有時間が長い鍼灸臨床では，観察によって，患者さんから多くの医学的・心理的情報を収集することができます．対話中の言葉づかい（**言語的情報**）は勿論のこと，歩き方（歩容），細かな動作・仕草，顔色，反応，表情，

目の動きと輝きなどの**非言語的な情報**は，推論を導く重要な情報となります．

四診（望・聞・問・切）の筆頭も望診です．臨床における"望診"の重要性を再認識してください．

ステップ 1 　情報収集（医療面接）による問題把握

医療面接の最初は，医療者が「どうなさいましたか」などの問いかけで，まずは，患者さんの来院の主目的（**主訴**）を聞きます．続いて，「その症状（主訴）は何時から始まって，此処へ来られるまでどんな経過であったか，詳しくお話くださいませんか」というような"**開放型質問**"*によって，訴えの詳細（ディテール）を聴き取ります．併せて，患者さんが，自分自身に現れている症候を，どのように受け止め・解釈しているか，どんな不安を持っているかなどの"**解釈モデル**"—後述—をも聴取しながら，患者さんが抱える臨床問題の全体像（"**患者さんの物語**"）を把握します．

そして医療者は，"患者さんの物語"の中から，医学的に重要と思われる情報をピックアップして時系列的に並べ替え，臨床問題（症候と解釈モデルを含む）を明らかにし，その臨床問題を主題とした物語（"**医療者側の物語**"="**病歴**"）を作ります．

"病歴"という一篇の物語の主人公は患者さんです．ですからその内容は，患者さんが納得できるものでなければなりません．同時に，患者さんと医療者とが共有できる物語でもなければなりません．つまり，この物語は，患者さんと医療者との間の信頼関係をもとに，対話を重ねることによって作られていくものです．"医療面接"とはこの一連の過程と作業のことです．

ステップ 2 　診断仮説の設定

医療者は，患者さんの基本情報—年齢，性別，職業など—を加えた病歴から，臨床問題を引き起こしている原因として疑われる疾患，もしくは病態のいくつか

---

* **開放型質問**：「どうなさいましたか」「ご心配の点はどのようなことですか」などの問いかけに代表される質問で，患者さんの答えの内容を限定せず，患者さんにとって大切と思うことなら何でも答えられ，それも患者さん自身の表現で自由に答えられる質問[3]．

を想起し，診断仮説のリストを作ります．これが，診断仮説の設定です．

設定するための考え方はいろいろあります．一般的な考え方としては，日常臨床で遭遇する"可能性の高い疾患・病態"，つまり**"頻度の高い疾患・病態"**——後述——と，緊急性や予後の悪さから医療機関を受診させなければならない疾患，つまり**"見逃してはいけない疾患・病態"**——後述——の2つの視点を持って診断仮説を設定します．

もし想起した診断仮説の数が多い場合は，診断仮説の絞り込みを行います．絞り込むためには，持っている知識をフル回転して，最も疑わしく，かつ，原因としての可能性が高いと考えられる疾患・病態を4〜5個程度，また可能性は低いが見逃してはいけない疾患・病態を2〜3個程度選び出します．そして選んだ診断仮説を，"頻度が高い疾患・病態"と"見逃してはいけない疾患・病態"に分けて，**診断仮説リスト**を作ります．

ステップ 3 　診断仮説の順位づけ

診断仮説リストに挙げた疾患・病態に順位をつけます．順位づけは，"頻度が高い疾患・病態"については，原因と疑われる可能性が高いものから順に順位をつけていきます．同時に"見逃してはいけない疾患・病態"についても，同様に順位をつけます．

ステップ 4 　医療面接と身体診察による診断仮説の検証

順位をつけた診断仮説を検証する作業です．このとき，"頻度が高い疾患・病態"の診断仮説と，"見逃してはいけない疾患・病態"の診断仮説の，どちらを先に検証していくかは，主訴や発症状況などを考慮して，症例ごとに変えていきます．

一般的には，初診の患者さん，高齢の患者さん，基礎疾患やリスクファクターが多い患者さんの場合は，"見逃してはいけない疾患・病態"をまず考えます．万が一を想定し，危険の回避を重点とする考え方です．その次に"頻度が高い疾患・病態"を考えていきます．

一方，基礎疾患を持たない患者さん，若年の患者さんの場合は，"頻度が高い疾患・病態"から考え始めます．その次に"見逃してはいけない疾患・病態"を

考えていきます．

　臨床問題によっては"見逃してはいけない疾患・病態"が必ずしも存在するわけではありませんが，患者さんが不利益を被らないように常に最悪のシナリオを考えなくてはいけません．詳しくは実践編を参照してください．

　検証に当たっては，一つひとつの診断仮説について，その診断仮説の裏づけとなる特徴的な症候や，よく見られる随伴症候などが存在するかしないかを明らかにし，診断仮説に挙げた疾患・病態の可能性が高いか低いかを検証していきます．その作業を円滑に進めるための医療面接は，主として具体的な出来事や症候が有るか無いかに絞った問いかけ，例えば「～はありますか？」「その～はあなたにとって初めての経験ですか？」など，患者さんが，おおよそ"はい（YES）"か，"いいえ（NO）"かで，答えられる**"閉鎖型質問"**[*1]や**"重点的質問"**[*2]を効果的に使い，より詳しい主観的情報を収集します．収集した情報は，診断仮説の可能性を高めて確定の方向へ導くものなのか，可能性を低めて除外の方向へ導くものなのかを判断します．

　また，検証に必要な客観的情報は，医療面接で検証した結果を裏づけることを目的として収集しますので，そのことを踏まえた合目的的な身体診察を行います．

　主観的情報と客観的情報とを総合して検証した結果，順位が低く，可能性が低い疾患・病態は除外し，順位が最も高く，可能性が高い疾患・病態を1つに絞り込みます．

　もし検証の結果，診断仮説リストに挙げた疾患・病態が適切でないと判断した場合は，診断仮説の設定を見直す必要があります．また診断仮説の順位が妥当でないと判断した場合は，順位の入れ替えを行います．

[*1]**閉鎖型質問**：「熱はありますか」「お腹は痛くありませんか」などの問いかけに代表される質問で，患者さんの答えは限定的で，「はい」「いいえ」で答えられる質問．医療者の立場から聞きたい事項だけを聞き，必要な情報だけを集めるために用いられる質問[3]．

[*2]**重点的質問**：「腰を痛めたときの状況をもう少し詳しく教えていただけますか」「先ほどめまいがするとおっしゃいましたが，どのような感じのめまいですか」など，あるテーマに焦点をしぼり，そこに重点を置いた質問．つまり，患者さんの話の焦点が不明確な場合に，その焦点と付随する内容を明らかにして，面接の流れを作っていくときに使われる質問[3]．

ステップ 5 最終鑑別(診断)

[ステップ1〜4]の検証作業の結果として,1つに絞った診断仮説が,その時点での最終鑑別(診断)となります.

4. 仮説演繹法を実践する上で必要な作業内容・要点・注意点

[ステップ1〜5]の,各段階で行う作業内容の要点を解説します.やや抽象的な解説になるかもしれませんが,しっかり理解してください.

1) 臨床推論における医療面接と,その役割

観察と併せて,医療面接は[ステップ1〜5]の流れの全般にわたります.いうまでもなく,目的は患者さんの臨床問題を的確に把握するためです.では,改めて臨床問題とは何でしょう.

いま,あなたの目の前に現れたのは"疾病"でしょうか? "疾病"に足が生えて歩いてくるはずはありません.言わずもがなですが,目の前に来られたのは"疾病を持った人格―病者―"であることを絶対に忘れてはなりません.

病者である患者さんの多くは,抱えている症候に対し,「この症候は重いものなのかなー,軽いのかなー」から始まって,「原因は一体何だろう」「因果応報かな」「生活習慣が悪かったのかな」「遺伝かな」などと,いろいろな解釈や,果ては,「それとも何かの啓示なのかな」と,生き方に対する意味づけにまで及ぶ感慨(一連の想い)を持っているものです.この感慨を**"解釈モデル"**と呼びます.

臨床問題とは,患者さんが抱えている愁訴に,この"解釈モデル"を加えた一塊のものを指していると理解してください.人は個々に,人生という"物語"の中で歩を進めています.臨床問題も明らかにその"物語"の中にあります.よく見かける"頻度が高い疾患・病態"であっても,万人の面相が違うように,個々の物語の中に存在する"よく見かける病気"は,個々にその様相は違うのです.

医療面接の最も大きな役割は,傾聴に傾聴を重ね(**傾聴の連鎖**),あるがまま

の"患者さんの物語"を聴きだし，病者としての患者さんの全貌をとらえることです．

2) 診断仮説の設定の段取り

(1) 愁訴を医学用語 (SQ) に変換する

　推論を進めるためには，"患者さんの物語"を，推論の道筋に載せるために，医学的な物語に変換しなければなりません（"医療者側の物語"）．

　そのためには，患者さんが訴える愁訴を，医学用語に変換する必要があります．患者さんの主観的な言葉を，抽象化された医学用語に置き換えた用語を **SQ**（semantic qualifier）といいます．

　"医療者側の物語"を作る最初の作業は，患者さんの臨床問題の中核である主訴をSQに変換することです．続けて，随伴する愁訴についても変換作業を行います．主訴は患者さんの臨床問題を明確にするとっかかりになる大事な情報ですから，患者さんが主観的に述べる言葉を，医療者が専門的な見地から適切なSQに変換する作業は特に重要です．

　しかし，患者さんの主観的な言葉とSQとが食い違うことがあります．

　例えば，「足がしびれているのです」という主訴を，"下肢の感覚障害"と変換したとします．ところが，面接を深めていくと，実は足の動きが悪い状態を「しびれ」と表現していることに気がつく，といった具合です．この場合のSQは"運動障害"に改めなければなりません．

　したがって，患者さんの主観的な言葉は，SQに続けて［　］の中に書き留めておくことを薦めます．この変換能力が，臨床推論の重要なポイントです．どの愁訴をどのようなSQに変換するかによって，臨床推論の方向性が決まってしまうからです．

　なお，患者さんは自分の症状をうまく表現できなかったり，あいまいな医学用語を使って表現することがあります（例①～③）．このような場合も適切なSQに変換することが必要です．

　例①：よくある患部のあいまいさ．

患者さん:「腰が痛むのです」と言いながら左の殿筋部に手を当てています．
SQ は「腰痛」ではなく→「殿部痛」

例②：確認を要する愁訴
患者さん:「左足がしびれるんです」と訴えました．
「足」だけでは漠然としています．「足部」「足関節」「下腿部」「大腿部」「下肢全体」のいずれか？ →確認する必要があります．

例③：確認を要する病名
患者さん:「右足に坐骨神経痛があるんです」と訴えました．
本当に坐骨神経痛の症状なのでしょうか？ それとも医療機関で診断されたのでしょうか？ →確認する必要があります．

(2) SQ による問題表象

主訴ならびに主要な症候を SQ 変換したら，患者さんの年齢・性別・職業などの基本情報とともに**問題表象**としてまとめます（例④，⑤）．

例④：特徴ある情報
70歳・男性 「昨日，重い段ボール箱を持ち上げたら，その瞬間から腰に強い痛みを感じるようになった」
SQ で問題表象にまとめると，
問題表象【高齢の男性，重量物の持ち上げによる急性の腰痛】

例⑤：特徴ある情報
41歳・女性 「頭の左側がズキンズキン痛む．痛む前には目の前がチカチカして真っ暗になることがあり，吐き気をもよおす」
SQ で問題表象にまとめると，
問題表象【中年の女性，前駆症状として閃輝暗点？と嘔気を伴う片側（左側）の拍動性頭痛】
以上のようになります．

(3) 診断仮説の設定とリストの作成

　主訴や付随する症状の SQ 変換作業が終わり，臨床問題の大枠を捉えたら，診断仮説の設定に進みます．

　診断仮説の設定に当たっては，"開放型質問""閉鎖型質問""重点的質問"を織り交ぜた効果的な医療面接によって，より詳しい情報を収集します．その際，もれなく病態を把握するのに役立つ有効なツールがあります．**表2**に示す**OPQRST**です．特に"痛み"を訴えている患者さんではOPQRSTに従って情報収集を行うと，病態はもとより，疾患の鑑別に必要な情報の大部分を収集できます．

　OPQRSTによる情報収集は，主として"閉鎖型質問"によって行います．臨床推論の初心者は**表2**をみながら，不足している情報を埋めていくように愁訴の内容を聞いていくと，適切な情報収集に近づくことができます．

　なお，「今日はどうなさいましたか？」という最初の"開放型質問"に対し，患者さんの答えを注意深く聞いていると，OPQRSTで問うべき情報，例えば，発症の様子（O），症状の性質・程度（Q）が含まれていることがままあるので，患者さんの一言一句を大切に受け止め，聞き逃さないよう心掛けてください．

　診断仮説の設定にはOPQRSTによる情報をそろえることが望まれます．OPQRSTの使い方は，実践編の各所で詳しく解説していますので，しっかり習得して，習慣化してください．

　情報がそろった段階で，診断仮説の設定とリスト作成の作業に入ります．診断仮説を設定する作業と，設定した診断仮説の可能性の高さに関する順位を決めるためには，2つの疾患カテゴリーから考察を進めます．

　1つは，日常臨床で遭遇する可能性の高い疾患，つまり"頻度の高い疾患・病

表2 症状の OPQRST（以下の頭文字を並べたもの）

O：onset；発症
P：provocative / palliative；増悪・緩解因子
Q：quality / quantity；症状の性質・程度
R：region / radiation；部位・放散の有無
S：associated symptom；随伴症状
T：time course；症状の時間経過

態"(common disease)です．もう1つは，"見逃してはいけない疾患・病態"
(critical disease)です．

① **"頻度の高い疾患・病態"とは**

"頻度の高い疾患・病態"とは，疾病の発生率が高い疾患のことをいいます．例えば，当然ですが感冒の方が肺がんより多い疾患です．

また，自分が臨床を実践している現場の特徴も把握しておくべきです．病院の救急外来とは違い，一般外来に近い鍼灸臨床は"頻度の高い疾患・病態"の患者さんが来やすい状況であるといえます．

ですから，診断仮説の設定は"頻度の高い疾患・病態"に重きを置くことが多くなります．しかし，稀ではありますが"見逃してはいけない疾患・病態"を見逃す可能性があります．このことは，臨床推論のテキストには必ず明記されている事項ですから，常に意識から外さないようにしておきましょう．

② **可能性の高さ（順位づけ）はどのように考えたらいいのでしょうか．**

可能性の高さ（疾患を有する確率）は，これから収集していく情報を当てはめる前提条件であり，出発点となるものです．

この可能性を見積もるためには，自分が働いている臨床現場の特性を考慮した疾患頻度が，どのような状況なのかを把握している必要があります．鍼灸治療院に来る患者さんと，病院内の鍼灸外来に来る患者さんとでは，患者さんの年齢層や症状の重症度が異なります．また，鍼灸治療院でも高齢者が多く来られる治療院と，スポーツ鍼灸を看板に掲げて若年層のスポーツ選手や愛好家が多く来られる鍼灸治療院とでは，同じ腰痛でも想定される疾患が大きく異なるはずです（**表3**）．

診断仮説の設定と順位づけは，このような臨床現場の特性を踏まえて考えていく必要があります．また，診断仮説の有病率や罹患率などを調べ，これを目安にして可能性の高さを見積る方法もあるので，これらを組み合わせて考えていくのがよいでしょう．

順位づけは，常識的には，その臨床現場で遭遇する可能性の高い診断仮説を，リストの上位に据えます．

表3 臨床現場による"頻度の高い疾患・病態"の違い

「膝痛」が主訴の場合
　高齢者が多い治療院：変形性膝関節症，半月板変性，関節リウマチ，滑液包炎，偽痛風など
　若年者が多いスポーツ鍼灸治療院：外傷性靱帯損傷，外傷性半月板損傷，オスグッド・シュラッター病，ジャンパー膝，ランナー膝など

③ "見逃してはいけない疾患・病態"とは

　"見逃してはいけない疾患・病態"とは，日常の臨床では遭遇する可能性が低い疾患ですが，見逃すと生命予後にかかわる可能性がある疾患をいいます．つまり，疾患の緊急性や予後の悪さから医療機関を受診させなければならない疾患のことです．

　診断仮説を設定する際には，緊急性があり，また予後が悪い疾患を挙げていきます．

　鍼灸臨床で遭遇する可能性がある"見逃してはいけない疾患・病態"については，その疾患や病態に特徴的な症状と所見に関する知識をしっかり身につけておきましょう．参考として代表的な疾患・病態を表4に示します．

　このように"頻度の高い疾患・病態"と"見逃してはいけない疾患・病態"という2つの疾患カテゴリーから診断仮説を設定し，リストを作成しますが，必ずしも完全に分けて考えられないことがあります．

　例えば，骨粗鬆症性脊椎圧迫骨折は，鍼灸臨床で遭遇する可能性が高い疾患の一つですが，医療機関で精査し，適切な治療を受ける必要がある"見逃してはいけない疾患・病態"でもあります．腰椎椎間板ヘルニアも同様で，馬尾障害がなく，神経根症状のみであれば鍼灸治療の比較的適応範囲ですが，下肢に急速な筋力低下が見られる場合は，緊急手術が必要な"見逃してはいけない疾患・病態"に変わります．このように，同じ疾患でも重症度の違いや病状の進行状況により，"見逃してはいけない疾患・病態"として取り扱う必要がある場合があるので注意しましょう．

表4 愁訴に対し，鍼灸臨床において"見逃してはいけない疾患・病態"[4]

症　候	"見逃してはいけない疾患・病態"
急性発熱・高熱	各種急性感染症
全身倦怠感	悪性腫瘍　慢性感染症　慢性肝炎　アジソン病 代謝性疾患　膠原病　免疫不全の疾患・病態等
全身性浮腫	**実践編**参照
強い呼吸困難	重度気管支喘息　心臓性呼吸困難
四肢の脱力感	筋萎縮を伴う神経原性変性疾患
不　眠	躁うつ病　統合失調症　薬剤による不眠
動　悸	発作性心房細動・心室粗動　心臓弁膜症
不整脈	房室ブロック　虚血性心疾患
胸　痛	狭心症　心筋梗塞　肺塞栓　解離性大動脈瘤
悪心・嘔吐	食中毒　胃がん　急性膵炎　イレウス　脳腫瘍
腹　痛	イレウス　急性腹膜炎　急性虫垂炎　がん性腹膜炎
頭　痛	**実践編**参照
めまい	**実践編**参照
頸・肩・上肢痛 (含肩こり)	頸髄症　頸髄損傷　パンコースト腫瘍 内臓疾患（心筋梗塞や胆石症など）による関連痛
腰痛・腰下肢痛	**実践編**参照
膝　痛 (含単・多関節痛)	**実践編**参照 靱帯損傷　関節リウマチ　偽痛風　特発性骨壊死　化膿性関節炎
冷え性	閉塞性動脈硬化症　レイノー病 間欠性跛行を伴う病状
のぼせ	悪性高血圧症
難聴・耳鳴り	慢性中耳炎　突発性難聴　聴神経腫瘍

　一般的に，鍼灸治療院に来院する患者さんは，症状の程度が軽い"頻度の高い疾患・病態"であることが多いといえます．ですから，鍼灸臨床では"頻度の高い疾患・病態"から診断仮説の検証を始めていくことが多くなります．しかし，繰り返しになりますが，鍼灸臨床でも時に緊急性の高い疾患や予後不良などの"見逃してはいけない疾患・病態"が潜んでいることを忘れてはいけません．特に**バイタルサイン**に異常がみられる患者さんや，**レッドフラッグ**—後述—がある患者さんの場合は，"見逃してはいけない疾患・病態"である可能性が高くなります．

　このことは新患の患者さんに限らず，再診の患者さんが，新たな臨床問題を訴

えるときも同様です．"見逃してはいけない疾患・病態"が潜んでないか常に念頭に置いて診断仮説の設定を行いましょう．

なお，リストに挙げる診断仮説の数は，短期記憶の処理能力の限界から考えて，"頻度の高い疾患・病態"と"見逃してはいけない疾患・病態"について，おのおの3～5個程度を選ぶのがよいと言われています[5]．

3）診断仮説の検証

診断仮説の設定ができたら，診断仮説リストに挙げた疾患の可能性について一つずつ検証します．その作業は当然順位が正しいかどうかの検証にも連動します．

検証は，診断仮説について，その裏づけとなる特徴的な症状や，随伴する症候が存在するかしないかを，さらなる医療面接と身体診察とを効果的に使って明らかにしていきます．

主訴に伴う随伴症状の中には，患者さんが気づいていなかったり，主訴との関連性を理解していないことがあります．また，こちらから問うことで，初めて気づく症候などもあります．このような情報を収集するために用いられるのが**システムレビュー：ROS**（review of system）です．

ROSは医療面接で明確にした臨床的問題だけでなく，各臓器別の愁訴の有無を"閉鎖型質問"で系統的にチェックする問診ツールです[6]（**表5**）．

表5に示したROSを，すべて医療面接として行うためには時間がかかるので，予診票にROSに相当する欄を設け，患者さんにあらかじめ記入してもらうことを薦めます．

鍼灸医学的に全身状態を把握するための"**十問歌**"（[**参考8**]，p159参照）は，ROSの考え方に準じた問診ツールといえます．

さて，診断仮説リストに挙げた疾患の可能性を検証するために集めた情報は，情報が入るごとに，その疾患である可能性が変化し，リストの順位を変動させます．すなわち，その情報によって可能性が高くなった診断仮説（疾患もしくは病態）は高い順位へ，可能性が低くなった診断仮説は低い順位へ移します．

言い換えると，高い順位へ移動するということは，その診断仮説を確定する方向に近づく情報であり，低い順位へ移動するということは，その診断仮説が除外

表5　システムレビュー（ROS）[7]

生体機能系	異常の有無を確認する項目
全身系	発熱，悪寒，寝汗，体重減少，体重増加，食欲低下，倦怠感
神経系	頭痛，複視，嚥下困難，構音障害，筋力低下，感覚異常，歩行障害，めまい
心血管系	胸痛，動悸，呼吸困難，失神
呼吸器系	咽頭痛，鼻水，咳，痰，血痰・喀血，嗄声
消化器系	嘔気・嘔吐，吐血，腹痛，下痢，血便・下血，便秘
腎泌尿器系	頻尿，夜間尿，残尿感，排尿困難，血尿
生殖器系	異常性器出血，月経困難・月経過多，性交痛，睾丸痛，血精液
内分泌代謝系	多尿，多飲，寒冷不耐性，温暖不耐性
筋骨格系	筋痛，筋硬直，脱力，筋萎縮，関節痛，関節腫脹，腰痛
皮膚・粘膜系	発疹，掻痒，口内炎
精神心理系	抑うつ，記憶障害，認知障害，睡眠障害
眼科・耳鼻科系	視力低下，視野障害，聴力低下

される方向に結びつく情報であることを意味します（例⑥患者さん A）．

また，情報によっては，診断仮説リスト内の順位には影響しないものもあります．（例⑥患者さん B）．

例⑥：問題表象　【46歳男性，3日前に重量物を持った瞬間発症した急性腰痛】

診断仮説	①非特異的腰痛
	②腰椎椎間板ヘルニア
	③坐骨神経痛
	④腰椎圧迫骨折

とりあえず腰椎椎間板ヘルニアについての情報収集を行う．

医療面接

鍼灸師：お尻から足に向かって痛みが走るようなことはありませんか？
この質問に対し，例⑥の患者さん A・B はつぎのように話しました．
患者さん A：左のお尻から，太ももの裏を通ってふくらはぎまで電気が走るような痛みがあります．

→②腰椎椎間板ヘルニアを可能性が高い順位①へ移動する．
患者さんB：お尻や足には痛みはなく，痛みは腰だけです．
→①の非特異的腰痛の順位は据え置く．

　診断仮説リストに挙げた疾患の可能性が高くなる情報，あるいは可能性が低くなる情報を収集するためには，その疾患に特徴的な情報を収集する必要があります．詳細は実践編で紹介しますが，まずはOPQRSTを参考にして，症状ごとに定型的な情報収集をすることから始めましょう．
　一方，普段あまり聞いたことのない情報があれば，具体的な疾患をイメージさせる疾患特異性の高い情報であることが多く（例⑥患者さんC），診断仮説の検証に大きく影響します．逆に，よくありがちな情報の場合は，その情報だけでは診断仮説の検証には役に立たないので（例⑥患者さんD），こちらから積極的に"重点的質問"をして可能性を変動させる情報を収集する必要があります．

　たとえば，例⑥の患者さんC・Dがつぎのように話をしたとします．

医療面接

患者さんC：発熱があり，じっとしているときに腰の痛みが強くなってきます．
　腰痛患者さんとしてはあまり耳にしない情報（疾患特異性の高い情報）
→感染性椎体炎，もしくは腎盂腎炎の可能性が高くなる．

患者さんD：じっとしていると痛みませんが，腰を動かすと痛みが出ます．
　腰痛患者さんのほとんどが訴える情報（疾患特異性の低い情報）
→単独では診断仮説の検証に役立たない．
ですから，「どのような動作で痛みが出ますか？」「どこに痛みが出ますか？」「足に痛みが走るようことはありませんか？」など，"重点的質問"をして，痛みの詳細を尋ねていきます．

　このように，患者さんの話のなかで，その情報が疾患特異性の高い情報であるかどうかを判断したり，こちらから疾患特異性を探る質問をするためには，その

疾患の存在はもとより，その疾患の特徴的な症状や身体所見を知っている必要があります．鍼灸臨床で取り扱うことの多い症状については，"頻度の高い疾患・病態"と"見逃してはいけない疾患・病態"の知識をしっかり身につけなければなりません．そしてまずは，"頻度の高い疾患・病態"をきちんと診ることができるようになることです．

"頻度の高い疾患・病態"を診ることができるということは，一見，"頻度の高い疾患・病態"にみえるが，実は"見逃してはいけない頻度の低い疾患・病態"を鑑別できる能力でもあります．この能力をしっかり身につけるためには多数の症例を経験し，「○○という疾患はおおよそこういうもの」というイメージ（これを**疾患スクリプト**＊といいます）をつかむ必要があります．疾患スクリプトを把握していれば，「いつもと何かが違う」という違和感に気づき，"見逃してはいけない疾患・病態"を疑うことにつながります．さらに疾患スクリプトがあれば直感的診断法も活用できるようになります．

仮説演繹法による臨床推論を実践する場合，リストに挙げた診断仮説を一つずつ順番に検証している時間は，実際の臨床現場でありません．そのため収集した情報から複数の診断仮説を同時に検証していく必要があります．つまり診断仮説リストに挙げているすべての診断仮説について，情報が1つ入るたびにそれぞれの診断仮説に及ぼす影響を考慮しながら可能性を変動させていきます（例⑦）．

例⑦：**問題表象** 【40代女性，看護師，慢性的な右上肢のしびれ】

診断仮説	①頚椎症性神経根症
	②胸郭出口症候群
	③手根管症候群

＊ **疾患スクリプト**：「○○という疾患は，おおよそこういうもの」というイメージを疾患スクリプトといいます．疾患スクリプトには，その疾患についての病態生理学的な情報だけでなく，その疾患の典型的なパターンを作るいくつかのキーワードが含まれており，典型的な患者さんの通常の症状や身体所見に関する情報も含まれています[8]．臨床経験を積むことで様々な疾患スクリプトが身につくと，パターン認識による直感的診断法による臨床推論ができるようになってきます．

例 ⑦の患者さんE・F・Gから，つぎの情報が入ったとすると…

医療面接

患者さんE：上を見上げるとしびれが出ます．
→①の可能性が高くなり，③の可能性は低くなり，このままの順でよい．
また，
患者さんF：吊革につかまっているとしびれが出ます．
→②の可能性が高くなり②を①に移動．①は②に順位を下げる．
患者さんG：仕事が忙しいとしびれが出てきます．
→①，②，③とも順位は変化しない．

診断仮説としてリストに挙げた疾患や病態を，医療面接で検証していくためには，医療面接で得られた情報を一つずつ吟味して診断仮説の可能性を変動させていきますが，得られる情報の内容は患者さんにより様々です．そのため，医療面接で得られた情報を，順番通りに一つずつ吟味することにこだわりすぎると，診断仮説の検証がうまくいかなくなってしまうことも多々あります．

このような状況を避けるためには，診断仮説の検証でも患者さんの訴えをSQ変換し，いくつかのSQを関連づけることで，診断仮説に挙げた疾患の全体的な臨床像をとらえていくことが大切です．その全体的な臨床像から，「その疾患らしいか，らしくないか，を判断して絞り込んでいく」[9]ことを意識しながら検証していきましょう（図2）．

```
仮面様顔貌＋動作緩慢＋小刻み歩行＋安静時振戦
                    ⇒ パーキンソン病らしい．

回転性めまい＋耳鳴＋難聴 ⇒ メニエール病らしい．

高齢女性＋膝内側部の痛み＋内反変形
                    ⇒ 変形性膝関節症らしい．

間欠性跛行＋腰部前屈で改善 ⇒ 腰部脊柱管狭窄症らしい．
```

図2　SQの関連づけからその疾患らしさを考える

(1) 診断仮説の検証における注意点

① 知識不足ではダメ

　ある疾患もしくは病態の存在を知らなかったり，想起できずに診断仮説リストに挙げることができないような知識不足では，たとえその疾患もしくは病態の可能性を示唆する特徴的な情報があったとしても，診断仮説のリストに挙がっていないので検討の土台にさえ乗ってきません．この点からも，患者さんの抱える臨床問題から，疾患や病態を診断仮説として想起できる能力が必要です．

② 先入観を持ってはダメ

　医療面接では，リストに挙げた診断仮説に沿って情報を集めることが重要ですが，診断仮説リストの1番上の順位に挙げたからこの疾患のはずだ！　というような先入観を持ったら危険です．自分がたてた診断仮説に都合のいい情報ばかり集め，都合の悪い情報は集めない，あるいは無視してしまうというバイアスが生じる可能性があります．

③ 固執してはダメ

　もし，診断仮説では説明できないような情報，あるいは診断仮説に矛盾するような情報が出てきた場合は，リストに挙げた診断仮説を見直し，新たな診断仮説を加えたり，順位を変更することも必要になります．最初に立てた診断仮説に固執せず，診断仮説リストを修正して柔軟に対応していきましょう．

(2) 仮説演繹法を意識した身体診察

　患者さんが診療室に入ってきた段階から，視診（観察）による身体診察が始まっています．体型や姿勢，歩容，表情，顔色など，様々な情報が一瞬にして得られます．さらに言えば待合室で待っている時の様子などの視診情報も臨床推論に活用できるかもしれません．

　しかし，仮説演繹法を用いた臨床推論では，主観的情報を省いて，身体診察の所見だけで診断仮説をたて検証していくプロセスは，誤診につながる可能性が高

くなるので行ってはなりません．

また，主観的情報に基づくしっかりした病態像を把握しないまま身体診察を実施すると，実施しなければならない身体診察の数が多くなり，客観的情報の整理に戸惑い，誤診につながる可能性が高まります．

つまり，**臨床推論における身体診察の考え方**は，医療面接による診断仮説の検証結果の確認作業と考えるべきであり，身体診察の結果だけで診断仮説を検証することはできません．

身体診察で得られた客観的情報は，医療面接により変動した診断仮説リストの可能性をさらに変動させることができます．このときの基本的な考え方は，医療面接による情報収集でその疾患の可能性が低くなり，除外に向かって変動した場合は除外するための身体診察を行います．逆に疾患の可能性が高くなるような確定に向かって変動した場合は，確定するための身体診察を行います．

そのような方向性を持った身体診察から得られた情報は，医療面接によって得られた情報の裏づけとなり，順位の変動を確証づけます．(**例**⑧患者さんH・I)

例⑧：問題表象【36歳男性，3日前に重い物を持った瞬間に発症した腰痛】

診断仮説	①非特異的腰痛
	②腰椎椎間板ヘルニア

医療面接

鍼灸師：お尻から足に向かって痛みが走るようなことはありませんか？

この質問に対し，

患者さんH：左のお尻から太ももの裏を通って，ふくらはぎまで電気が走るような痛みがあります．

［腰椎椎間板ヘルニアは可能性が高くなる．］
［Crossed SLRを実施したところ，右下肢挙上で左下肢に放散痛出現］
→腰椎椎間板ヘルニアの可能性がさらに高い方①へ移動する．

患者さんI：お尻や足には痛みはなく，腰だけ痛みがあります．

［腰椎椎間板ヘルニアは可能性が低くなる．］

[SLRを実施したところ，両下肢ともに放散痛はみられなかった．]
→腰椎椎間板ヘルニアは可能性がさらに低い方へ移動する．

4)"見逃してはいけない疾患・病態"の鑑別

"見逃してはいけない疾患・病態"は前述の通り，日常の臨床では遭遇する可能性が低い疾患ですが，緊急性や予後の悪さから医療機関を受診させなければならない疾患です．では，"見逃してはいけない疾患・病態"を鑑別するためにはどのような情報を収集する必要があるのでしょうか？

それはレッドフラッグの有無を確認することです．**レッドフラッグ**とは「危険な徴候」のことで，重篤な疾患を疑うサイン（気づき）[10]です．

症状ごとにレッドフラッグは異なるので，鍼灸臨床で遭遇する可能性の高い症状についてのレッドフラッグ（red flags ―危険信号―）は，しっかり頭の中に入れておく必要があります（表6）．また，"見逃してはいけない疾患・病態"の可能性を意識してレッドフラッグの情報を収集しないと，大事な情報を聞き逃したり，特徴的な所見を見逃してしまうこともあるので注意しましょう．

レッドフラッグの情報収集は重大な疾患を見逃さないという点で重要ですが，レッドフラッグに該当するものが一つでもあれば即"見逃してはいけない疾患・病態"が確定するか，というと必ずしもそうではありません．

レッドフラッグがあるという情報は，あくまでも"見逃してはいけない疾患・病態"の可能性が高いということです．しかし，"見逃してはいけない疾患・病

表6 鍼灸臨床で覚えておくべき代表的なレッドフラッグの1例（腰痛）

重篤な脊椎疾患（腫瘍，炎症，骨折など）の合併を疑うべきレッドフラッグ[11]
発症年齢　＜20歳　または　＞55歳
時間や活動性に関係のない腰痛
胸部痛
癌，ステロイド治療，HIV感染の既往
栄養不良
体重減少
広範囲に及ぶ神経症状
構築性脊柱変形
発熱

態"の可能性が高いということが分かるだけでも十分な価値があり，そこから"見逃してはいけない疾患・病態"の可能性を高めるような確定に向かう情報，あるいは可能性を低めるような，除外に向かう情報の収集に結びつければよいのです．

　鍼灸臨床では臨床検査や画像診断ができないので，"見逃してはいけない疾患・病態"の確定診断は多くは不可能です．最終的に疾患名は何か，あるいは病巣部位はどこかという確定診断まで持っていく必要はありません．適切な医療機関を紹介し，そこで詳細な検査を受け診断してもらえばいいのです．このように，**適切な医療機関を紹介**することも臨床推論における大切な鑑別能力の一つになります．鍼灸臨床では"見逃してはいけない疾患・病態"の可能性が高いという判断ができる，それが重要なのです．

　なお，[仮説演繹法]は，数学的に確率の計算に置き換えることができます．その計算の基礎となっている[**ベイズの定理**]，ならびに数式に関連する[**尤度比**]，[**事前確率**][**感度**]，[**特異度**]等については[**参考1**]を参照してください．

　ところで，[仮説演繹法]ではうまく臨床推論ができない場合はどうしたらよいでしょうか？　そのような場合は[**徹底検討法**]を用います．[倦怠感][微熱がある][立ち眩み]など，愁訴からは直接原因を絞りにくいケースに適応されます．

　次の実践編からは具体的な臨床例を提示して，臨床推論の実際の解説に進みます．あなたも，提示された実症例を脳裏に描き，臨床推論の展開を擬似体験として取り込み，【臨床脳】の形成に励んでください．

参考文献

1) 野口善令, 福原俊一：誰も教えてくれなかった診断学. 医学書院, 2008, p183-205.
2) 川口　崇, 岸田直樹・編著：薬剤師のための臨床推論. じほう, 2013, p3-30.
3) 丹澤章八・編著：鍼灸臨床における医療面接. 医道の日本社, 2002, p16-36.
4) 矢野　忠・編著：鍼灸禁忌マニュアル. 医歯薬出版, 2004. より抜粋・加筆
5) 大西弘高・編：The 臨床推論 研修医よ, 診断のプロをめざそう！. 南山堂, 2012, p180-187.
6) 野口善令・監修, 日経メディカル・編：カンファレンスで学ぶ臨床推論の技術. 日経BP社, 2015, p9-14.
7) 徳田安春：Dr. 徳田の診断推論講座. 日本医事新報社, 2015, p15-21.
8) リサ・サンダース：患者はだれでも物語る 医学の謎と診断の妙味. ゆるみ出版, 2012. p55-72.
9) 野口善令・編著：今日読んで明日からできる診断推論. 日本医事新報社, 2015, p1-10.
10) 岸田直樹：総合診療医が教える よくある気になるその症状 レッドフラッグサインを見逃すな！. じほう, 2015, pxiv-xvii.
11) 日本整形外科学会, 日本腰痛学会・監修：腰痛診療ガイドライン. 南江堂, 2012, p25-36.

参考 1-①

疾患がある可能性（確率）を変動させる因子

収集した情報から疾患がある可能性（確率）を変動させるための指標となるものが感度，特異度，尤度比であり，確率の変動はベイズの定理で説明されます．

1. 感度と特異度

(1) 感　度

疾患を持っている人のうちで，その症状がある（あるいは検査結果が陽性である）人の割合（真の陽性率）です．しかし疾患を持っていない人が含まれてしまう可能性（偽陽性）も少なからずあります．そのため，感度の高い情報があるからといって疾患を持っている可能性が高いとは言い切れません．

一方で，感度が高いということは，疾患を持っているのに陰性となること（偽陰性）が少ないことを意味するので，感度の高い情報がない場合は，疾患を持っていない可能性が高いと言えます．つまり感度の高い症状（検査）は**除外するための診断**に有効です．

> 例：疾患Aに対する感度100％の検査とは：疾患Aを持っている患者さんは，100％陽性になる．
> 　しかし，陽性の人の中には疾患Aを持っていない人も含まれる可能性（偽陽性の可能性）がある
> ・陽性だから疾患Aを持っているとは言い切れない．
> ・逆に，検査結果が陰性であれば100％疾患Aを持っていないと言い切れる．
> 　感度100％の検査が陰性であれば除外できる⇒　感度が高い情報は除外するための診断に向いている．

参考 1-②

(2) 特異度

　疾患を持っていない人のうちで，その症状がない（あるいは検査結果が陰性である）人の割合（真の陰性率）です．しかし疾患を持っている人が含まれてしまう可能性（偽陰性）も少なからずあります．そのため，特異度の高い情報がないからといって疾患を持っていない可能性が高いとは言い切れません．一方で特異度が高いということは，疾患を持っていないのに陽性となること（偽陽性）が少ないことを意味するので，特異度の高い情報がある場合は，疾患を持っている可能性が高いと言えます．つまり特異度の高い症状（検査）は，**確定するための診断に有効**です．

> 例：疾患Aに対する特異度が100％の検査とは：疾患Aを持っていない人は，100％陰性になる．しかし，陰性の人の中には疾患Aを持っている人も含まれる可能性（偽陰性の可能性）がある．
> ・陰性だから疾患Aを持っていないとは言い切れない．
> ・逆に，検査結果が陽性であれば100％疾患Aを持っていると言い切れる．
>   特異度100％の検査が陽性であれば確定できる⇒　特異度が高い情報は確定するための診断に向いている．

　感度・特異度の定義には，「疾患を持っている人のうち」あるいは「疾患を持っていない人のうち」という前提があります．しかし，実際の臨床推論では，疾患を持っているか否かわからない患者さんについて診断仮説の可能性の検証をするため，感度・特異度をそのまま用いると解釈が難しくなります．そこで実際の臨床推論でも応用しやすくしたものが尤度比（ゆうどひ）です．

2. 尤度比

　尤度比とは，感度や特異度と同様に，症状や検査結果の識別力を示すもの

参考 1-③

[参考表] 1　陽性尤度比と陰性尤度比

陽性尤度比＝真陽性率／偽陽性率＝感度／（1－特異度）
陰性尤度比＝偽陰性率／偽陽性率＝（1－感度）／特異度
特異度 100％の時，陽性尤度比は無限大＝確定診断
感度 100％の時，陰性尤度比はゼロ＝その疾患を完全に除外

尤度比の解釈（文献1より引用）

陽性尤度比	陰性尤度比	比の解釈
10 より大きい	0.1 以下	しばしば大きい決定的な確率の変化が生じる
5〜10	0.1〜0.2	中等度の確率の変化が生じる
2〜5	0.2〜0.5	軽度であるがときに重要な確率の変化が生じる
1〜2	0.5〜1	ごく軽度でほとんど重要な確率の変化は生じない

[参考表] 2　腰背部痛を訴える悪性腫瘍の診断において予測される病歴の正確性（文献2より引用）

病歴	感度(％)	特異度(％)	陽性尤度比	陰性尤度比
年齢≧50歳	77	71	2.7	0.32
悪性腫瘍の病歴	31	98	15.5	0.70
説明のつかない体重減少	15	94	2.5	0.90
1か月間の治療で改善しない	31	90	3.1	0.77
安静臥床で改善しない	＞90	46	＞1.7	＜0.22
疼痛持続期間＞1か月	50	81	2.6	0.62
年齢≧50歳，悪性腫瘍の病歴，説明のつかない体重減少，保存的治療の失敗のうちいずれかを満たす	100	60	2.5	0.00

で，得られた情報の確からしさ，尤もらしさの程度を表しています．尤度比は得られた情報が疾患を持つ確率に与える影響の大きさを表現するのに適しています．また様々な利点がありますが，臨床現場で最も有用なのは簡単かつ迅速に検査後の確率を評価できることです．尤度比には陽性尤度比と陰性尤度比の2つがあります．

　陽性尤度比は「症状や検査が陽性である」という情報が，疾患を持つ確率

参考 1-④

をどれだけ高い方へ動かすことができるのかということを表しています．陽性尤度比は1以上の値をとり，数字が大きくなるほど疾患を有する確率も高くなります．

陰性尤度比は「症状や検査が陰性である」という情報が，疾患を持たない確率をどれだけ低い方へ動かすことができるのかということを表しています．陰性尤度比は1以下の値をとり，数字が小さくなるほど疾患を有する確率も減少します（[**参考表**] 1, 2）．

3. ベイズの定理

ベイズの定理とは，情報を収集する前の疾患を持つ確率（事前確率）と尤度比から，情報を収集することによって変化した患者が疾患を持つ確率（事後確率）を導き出す数学的推論であり，定量的評価ができるので合理的で正確性は高いのですが，事前確率を正確に見積るのが難しく，計算も必要であることから，実際の臨床現場で使用されることはあまりありません．

ベイズの定理は確率 P をオッズ：P/(1−P) に変換することで，（事前オッズ）×（尤度比）＝（事後オッズ）という簡単な掛け算にすることができ，事後オッズを確率に戻せば事後確率が簡単に出せます[3]．

実際に腰痛患者さんを例に腰椎椎間板ヘルニアの確率をベイズの定理を使って考えてみましょう．まずは事前確率を考えてみます．

例：腰痛患者さんにおける椎間板ヘルニアの罹患率は4％というデータがあります[4]．

そこから椎間板ヘルニアの事前確率は4％とします．椎間板ヘルニアにおける坐骨神経痛という症状の陽性尤度比は7.9，陰性尤度比は0.06です[5]．

(1)ベイズの定理に当てはめると

事前オッズ＝事前確率／（1 −事前確率）
$$= 0.04 / (1 − 0.04)$$
$$≒ 0.042$$

参考 1-⑤

(2) もし，腰痛患者さんが坐骨神経痛を訴えていたら…

事後オッズ＝事前オッズ×陽性尤度比

$= 0.042 \times 7.9$

$\fallingdotseq 0.332$

事後確率＝事後オッズ／（事後オッズ＋1）

$= 0.332 / (0.332 + 1)$

$\fallingdotseq 0.249$

つまり，椎間板ヘルニアの可能性は4％から24.8％まで上がります．

(3) もし，腰痛患者さんが坐骨神経痛を訴えていなかったら…

事後オッズ $= 0.042 \times 0.06$

$\fallingdotseq 0.0025$

事後確率 $\fallingdotseq 0.0025$

つまり，椎間板ヘルニアの可能性は4％から0.25％まで下がります．

[参考1] 文献

1) 柳沢　健，赤坂清和・監訳：エビデンスに基づく整形外科徒手検査法．エルゼビア・ジャパン，2007，p2-23．
2) デヴィッド・L・サイメル，ドルモンド・レニー・編：論理的診察の技術 エビデンスに基づく診断のノウハウ．日経BP，2010，p77-84．
3) 生坂政臣：めざせ！外来診療の達人 外来カンファレンスで学ぶ診断推論．日本医事新報社，2008，p3-20．
4) Lawrence M. Tierney, Jr, Mark C. Henderson・編：聞く技術 下 答えは患者の中にある．日経BP，2012，p419-425．
5) Scott D. C. Stern, Adams S. Cifu, Diane Altkorn：考える技術 臨床的思考を分析する．日経BP，2010，p67-80．

実践編

仮説演繹法による臨床推論

　症例は，すべて鍼灸治療院に来院した実際の症例です．あなたの鍼灸治療院にも，しばしば来院される患者さん像です．臨場感をもって精読し，擬似体験（終章参照）としてとり込み，【臨床脳】の活性化という，しっかりした目標をもって，仮説演繹法による臨床推論の流れをつかんでください．

　まずは，鍼灸治療院に来院する患者さんで，最も多い愁訴，腰痛についての臨床推論の実際に取り掛かりましょう．

1　腰　　痛

症例1　慣れない仕事は慎重に

　場面はS鍼灸治療院です．あなたは鍼灸師S氏と一緒に臨床の現場に立ちあっています．

[予診票より]

> Bさん：女性　36歳　1児の母　衣料品店の販売員
> 腰痛を訴えて来院した初診の患者さん

［Bさんは，腰に両手を当てながら上体を動かさないように，前かがみの姿勢で，一歩一歩ゆっくりとした足取りで診療室に入ってきました．Bさんはかなり辛そうな状態です．痛みの程度は重そうです．］

> **ステップ 1** 情報収集による問題把握

⇒臨床推論は，患者さんの言動をよく観察することが大事です．

医療面接では主訴をはっきり聴き，OPQRST を意識して，症状の程度・性質と経過を明らかにしましょう．

➤ S 氏は患者さんの姿勢・歩容の観察を怠りません．

あなたは B さんの歩く姿を真似てみてください．擬似体験はあなたの臨床の知を豊かにします．

➤ まずは挨拶です．

[医療面接]

S 氏：こんにちは．どうぞおかけください．鍼灸師の S です．どうぞよろしく．
　　　［B さんは椅子に座る際，腰をいたわりながらゆっくりと座りました．］

➤ S 氏は，OPQRST を意識しながら"開放型質問"で，対話の扉を開きました．

S 氏：だいぶ腰がつらそうですね．どのような状況か教えてください．

≪発症：O≫

B さん：はい．3 日前，友人の家の引っ越しを手伝っていて，中腰の無理な姿勢で食器棚を運んでいるときに腰を痛めました．持ち上げて運び始めたところまでは良かったのですが，高さの制限から中腰のまま運ばなくてはならなくて…．運んでいる最中に何かの拍子に腰がグキッとなって…．腰の痛みでその場に座り込んでしまいました．

S 氏は≪発症：O≫について尋ねましたが，B さんの話の中には「腰の痛みでその場に座り込んだ」という，≪症状の性質・程度：Q≫についての内容も含まれています．

S 氏：それは大変でしたね．それから今日までどのような経過だったのですか？

≪症状の時間経過：T≫

Bさん：その日はもう手伝える状況ではなかったので，すぐに家に帰って市販の湿布薬を貼って横になって休みました．昨日は仕事を休んで一日安静にしていたのでだいぶ良くなったのですが，今朝，洗濯物を干した後からまた少し腰の痛みが気になってきたので，鍼灸治療をしてもらった方がいいと勧められて来ました．

S氏は≪症状の時間経過：T≫について尋ねましたが，「安静にしていたのでだいぶ良くなった」「洗濯物を干した後からまた少し腰の痛みが気になった」という≪増悪・緩解因子：P≫についての内容も含まれています．

S　氏：勧められたとおっしゃると，どなたから…．
Bさん：ええ，お隣のA.Oさんから…，よくここに治療に通っておられるとか….
S　氏：あぁ，A.Oさんですか．よくお見えになりますよ．で，今回の腰の痛みで病院へは行かれましたか？　　　　　　　　　　≪受療行動*≫
Bさん：いいえ，とりあえずここで診ていただこうと思って…．
S　氏：そうですか．分かりました．
Bさん：仕事の方も，そう長くは休めませんので，何とか早く治したくて…．
S　氏：はい．承知しました．家事とお仕事の両立，大変ですね．
S　氏：ところで，今まで入院するような大きな病気やケガをされたり，持病などはありますか．
Bさん：特にそういうことはありません．

ここまでの医療面接で，OPQRSTのうち，≪発症：O≫，≪増悪・緩解因子：P≫，≪症状の性質・程度：Q≫，≪症状の時間経過：T≫を確認しました．
⇒医療面接で得られた情報から，患者さんの臨床問題を要約します．
　OPQRSTに則って患者さんの"臨床問題"を要約します．臨床問題の要約は

＊受療行動：患者さんの"解釈モデル"の一部であり，"解釈モデル"を知る戸口でもあります．受療行動を確認することで，症状に対する患者さん自身の解釈と，鍼灸治療に関する期待感の度合いを推測することができます．

診療録の下書きになるか，診療録そのものになります．この時，できるだけ医学用語を使って表現します．

> **臨床問題の要約**
>
> Aさん：36歳女性　衣料品店の販売員
> 【主　訴】腰痛
> 【現病歴】3日前，友人の家の引っ越しを手伝い，無理な姿勢で物を運ぶ最中に，ギクッという感じを伴って腰部の痛みを発症した．手伝いは中止して，湿布を貼って安静．痛みは和らいだが，翌日は仕事を休む．今朝，洗濯物を干す動作で軽度の腰痛あり．隣人の紹介で来院．今まで大きな病気や入院歴はない．

⇒要約された臨床問題から，鑑別診断に寄与すると考えられる医学情報をピックアップします．

　それでは上記の「臨床問題の要約」の文章から鑑別診断と患者コミュニケーションとして大事な医学情報を拾ってみましょう．

⇒抽出した特徴ある医学情報を書き並べてみます．

> **特徴ある情報1**
>
> 36歳　女性
> 3日前発症　物運搬時にギクッとなって腰痛　改善傾向　今朝，洗濯物を干す動作で軽度腰痛　隣人の紹介　今まで大きな病気や入院歴はない

　年齢と性別は大事な情報です．この2つで診断仮説の絞り込みができます．症例カンファレンスをするときも，先輩に症例を相談するときも，最初に提示する習慣を身に付けましょう．

⇒抽出した医学情報をSQに変換します．

　鑑別（診断）に寄与するためのSQ変換ですから，患者の心理・社会的な情報はここでは一旦外して考えます．

　SQ：36歳　女性　急性　腰痛　軽度

　SQを基に再構築した患者さんの問題表象は，下記のようにまとめることができます．

　問題表象【36歳女性，受傷機転の明らかな急性腰痛．痛みは軽度．既往歴は

特になし】

⇒臨床問題の把握ができたら，［ステップ2］に進みます．

（ ステップ 2 ）　診断仮説の設定

⇒SQの情報を基に，診断仮説をたてます．

　いわゆるぎっくり腰症状から想起できる疾患ならびに病態は，筋・筋膜性腰痛，腰椎椎間板ヘルニア，仙腸関節由来の腰痛と上殿皮神経障害などがあります．
　このうち，"頻度が高い疾患・病態"といえば，筋・筋膜性腰痛，腰椎椎間板ヘルニアですが，頻度は少し下がるものの，仙腸関節由来の腰痛と上殿皮神経障害も，"可能性の高い疾患・病態"からは外せません．
　なお，ぎっくり腰症状でも，緊急性の高い疾患が潜んでいる可能性があるので，注意してください．特に急性発症による腰痛の場合は，可能性は低くても，"見逃してはいけない疾患・病態"として，感染性椎体炎，胸腰椎圧迫骨折を考えておきます．

▶S氏がたてた診断仮説は以下のとおりです．

診断仮説1	○可能性の高い疾患・病態	○見逃してはいけない疾患・病態
	筋・筋膜性腰痛	感染性椎体炎
	腰椎椎間板ヘルニア	胸腰椎圧迫骨折
	仙腸関節由来の腰痛	
	上殿皮神経障害	

―あなたがたてた診断仮説と照合してください．合致していなかったら，合致しなかった理由を探ってください．

▶さて次は，診断仮説でたてた4つの可能性の高い疾患を，それぞれ鑑別する作業が必要になります．もし腰椎椎間板ヘルニアであれば，医療機関に送らなければいけない場合もあるので，まず"閉鎖型質問"で椎間板ヘルニアの可能性を探ることにします．

[医療面接]

S 氏：足に痛みやしびれを感じることはありませんか？

≪部位・放散の有無：R≫

Bさん：いいえ，それはありません．

[解説・ヒント]

腰椎椎間板ヘルニアの95％で坐骨神経痛がみられます[1]．殿部や下肢の痛みやしびれがない場合は，腰椎椎間板ヘルニアの可能性は低くなったと考えることができます．

ただし，患者さんの中には坐骨神経痛をはっきり自覚していない場合もあるので，後で行う身体診察による客観的所見とあわせて考えることが大切です

この段階で今までに得た＜特徴ある情報＞に新たな情報が加わりました．

特徴ある情報2
特徴ある情報1 ＋ 下肢症状はない

➤問題表象の表現は下記のように変えていきます．

問題表象【36歳女性，受傷機転の明らかな急性腰痛で下肢症状はない．痛みは軽度．既往歴は特になし】

⇒ここまで臨床推論が進むと，診断仮説について可能性の高さを決める順位づけの段階に入ります．

(ステップ 3) 診断仮説の順位づけ

➤S氏は今まで得た情報を基に，以下のように診断仮説に順位をつけました．

診断仮説2	○可能性の高い疾患・病態	○見逃してはいけない疾患・病態
	①筋・筋膜性腰痛	①感染性椎体炎
	②仙腸関節由来の腰痛	②胸腰椎圧迫骨折
	③上殿皮神経障害	
	④腰椎椎間板ヘルニア	

—あなたがつけた順位と照合してください．合致していなかったら，合致しなかった理由を探ってください．

　上記のとおり，腰椎椎間板ヘルニアの可能性の順位は低くなりました．またBさんの腰痛は，本人の訴えから腰部の筋に限局した痛み，筋・筋膜性腰痛の可能性が高く，仙腸関節由来の腰痛や上殿皮神経障害の可能性は低そうに見えます．
➤筋・筋膜性腰痛，仙腸関節由来の腰痛，上殿皮神経障害の可能性の順位が正しいかどうかは，検証しなければなりません．

ステップ 4　診断仮説の検証

⇒痛みの部位を特定するための検証をします．

[医療面接]

　S　氏：Bさん，腰の痛みは具体的にどこに出るのですか？　指1本で指してみてください．　　　　　　　　　　　≪部位・放散の有無：R≫
　Bさん：このあたりです．
　　　　　[Bさんは話しながら，L2からL5レベルの右起立筋外縁部をさしました．]
　S　氏：お尻のこのあたりに痛みやしびれが出ることはありませんか？
　　　　　[S氏は自分の殿筋部や仙骨部に手を当てながら質問しました．]
　Bさん：そのへんは何ともないです．

この段階で，また新たな情報が追加されました．

```
特徴ある情報3
 特徴ある情報1
 特徴ある情報2  ＋ 痛みは腰部に限局
```

　先ほどの順位づけでほぼ間違いないようです．でも，ここまでの有力な情報は，Bさんの物語の中から抽出したもの—主観的情報—でした．順位づけを確証するには，客観的所見が必要です．

➤ S氏は，"見逃してはいけない疾患・病態"について，身体診察をすることによって確認することにしました．
[最低でも，ハンマー・筆・針・メジャーはすぐ取り出せる場所に置いておきましょう．]

立位から坐位，そして臥位で身体診察を進めます．結果は以下のとおりです．

身体診察所見

○立位での前屈は，右起立筋部の痛みのためかなり制限されている．
　（指床間距離　約40 cm）
○左側屈，左右回旋でも右起立筋部の痛みを訴える．
○膝蓋腱反射とアキレス腱反射は左右ともに正常．
○触覚は左右下肢とも正常．
○筋力低下は左右下肢とも認めらない．
○下肢伸展挙上テスト（SLR）を行ったところ，右の下肢を挙上した際に右腰部の違和感を訴えたが，下肢後面の放散痛は左右下肢ともに認められない．
○腰椎の触診ではアライメントに異常はなく，棘突起の叩打痛もない．
○腰殿部の触診では，右起立筋外縁部（L2からL5）に著明な圧痛と筋の過緊張があったが，上後腸骨棘近傍，殿筋部には圧痛や筋の過緊張はみられない．

解説・ヒント

深部腱反射は正常，下肢伸展挙上テストは陰性であり，筋力低下も知覚異常もないので，やはり腰椎椎間板ヘルニアの可能性は低いと言えます．また仙腸関節由来の腰痛の圧痛は，上後腸骨棘，長後仙腸靱帯，仙結節靱帯，腸骨筋で特異度が高いとの報告[2]があり，上殿皮神経障害では上殿皮神経の腸骨稜通過部である正中から外方7〜8 cm付近の圧痛がみられます[3]．しかし，Bさんの場合は右起立筋部に限局した動作時痛や圧痛があることから，仙腸関節由来の腰痛や上殿皮神経障害の可能性は低く，筋・筋膜性腰痛の可能性が最も高くなります．

➤ S氏は最後に"見逃してはいけない疾患・病態"を確実に除外するため，念のためもうひと押し，"レッドフラッグ"の有無を確認します．

S　氏：じっとして体を休めている時や，夜寝ている時に腰の痛みがつらいことはありませんか？

Bさん：寝返りを打つときに痛みますが，横になって体を休めていると痛みがなく楽です．

安静時痛や夜間痛はなさそうです．また，棘突起の叩打痛もないこと，先行感染やステロイド使用の既往などもないことから，"見逃してはいけない疾患・病態"として，診断仮説に挙げた感染性椎体炎や胸腰椎圧迫骨折も現時点では除外できそうです．寝返り時の痛みは動作時痛であり，夜間痛や安静時痛には含まれないことを注意しましょう．

|解説・ヒント|

治らないぎっくり腰に注意：近年"治らないぎっくり腰"がクローズアップされてきています．1〜3回の鍼治療で腰痛が軽減しない時は，腰痛の前にカゼを引いた感じがしたかどうかを聞き出します―先行感染の有無―．微熱があるかどうかも確認しましょう．また，安静時痛があるので上手に聞き出しましょう．感染性椎体炎が隠されている場合があるのでしっかり鑑別が必要です．

この段階で新たな情報を得ます．

特徴ある情報4
特徴ある情報1
特徴ある情報2 ＋ 安静時痛はない
特徴ある情報3

問題表象の表現は下記のようになりました．

問題表象　【36歳女性，受傷機転の明らかな急性腰痛で下肢症状はない．痛みは軽度で安静時痛はない．既往歴は特になし】

ステップ 5　最終鑑別

➤ S氏は，Bさんの腰痛は，上記の問題表象とSQ（主観的・客観的情報を矛盾なく説明できる）から，臨床推論の結果，筋・筋膜性腰痛であると，最終鑑別しました．

―あなたはこの症例（擬似体験）を通じて「知の身体化」が図られましたか．

　臨床におけるこのような思考の過程が，ネットワークとして，習慣的に有機的・合理的に働く脳が【臨床脳】です．臨床推論をより深く学び，優れた【臨床脳】を作るよう努めてください．

⇒最後に，「医療面接における要約」と言って，情報共有を確認する対話があります．

➤ S氏は，Bさんの語りをきちっと受け止め，情報（物語）を共有しているかどうかをBさんに確かめます．

⇒情報の共有は，患者さんと医療者のコミュニケーションの基礎となる事柄です．必ず実行してください．

|医療面接|

S　氏：では，今まで伺ったことをまとめさせてください．Bさんの腰痛は3日前，お友達の家のお引っ越しのお手伝いをされていて，中腰の無理な姿勢で食器棚を運んでいるときに，腰がグキッとなって，腰の痛みでその場に座りこんでしまった．
　　　1日休んだらだいぶ良くなったけれども，今朝，洗濯物を干した後にまた少し腰の痛みが気になってきた．で，痛みは腰のあたりだけで，足のほうには痛みもしびれもなく，安静にしていれば痛みは感じない．これでよろしいですか，何か間違っているところとか，不足はありませんか？

Bさん：いいえ，ありません．そのとおりです．

➤S氏は，以下のように締めくくりました．

S　氏：Bさんの腰痛は，急性の筋・筋膜性腰痛という，通称は"ぎっくり腰"と言われているものでしょう．痛みは次第に治まってくるはずですが，痛みがある間は腰に無理が来るようなお仕事や，運動は避けてください．ここしばらくは，毎日治療をしたほうが，治りは早いと思うのですが…．

Bさん：はい，分かりました．そうさせてもらいます．よろしくお願いします．普段，あんまり力仕事をしてないもんですから…．

S　氏：そうですね．なれないお仕事は慎重になさってください．

Bさん：そうですね，気をつけます．ありがとうございました．

参考文献
1) デヴィッド・L・サイメル，ドルモンド・レニー・編：論理的診察の技術　エビデンスに基づく診断のノウハウ．日経BP社，2010，p77-84．
2) 村上栄一：診断のつかない腰痛　仙腸関節の痛み．南江堂，2013，p25-44．
3) 井須豊彦，金景成：触れてわかる腰痛診療　画像でわからない痛みをみつけて治療する．中外医学社，2015，p10-24．

症例2　以前受けた鍼治療が効いたので，今回も…

症例2についても同様，あなたは鍼灸師O氏と一緒に臨床の現場に立ちあっています．

予診票より

Tさん：男性　56歳　工具メーカー営業職
腰下肢痛を訴えて来院した初診の患者さん

[Tさんは左側に体幹をやや傾けながら左足を引きずるように診療室に入ってきました．]

ステップ 1　情報収集による問題把握

⇒医療面接で主訴をはっきり聴き，症状の程度・性質と経過を知る．

医療面接

― OPQRST を意識 ―

O　氏：こんにちは．どうぞおかけください．鍼灸師のOです．どうぞよろしく．
T さん：よろしくお願いします．

▶O氏はOPQRSTを意識しながら，巧みな"開放型質問"で，Tさんに，愁訴について語ってもらいます．

O　氏：左足を引きずっておられるように見えましたが…，経過をお聞かせください．　　　　　　　　　　　　　　《発症：O，症状の時間経過：T》

T さん：はい．左足が痛くてどうしようもないのです．
　　　　最初は1週間前に仕事で重い物を持って…，そしたら腰に痛みが出て，5日前から左足に電気が走るような痛みが出てきました．仕事で重いものを持ったりすることもあるので，たまに腰が痛くなることもあったのですが，今回のように足のほうまで痛みが出てくるなんて初めてです．腰の痛みは落ち着いてきているように思うのですが，左足の痛みは立っていても，座っていても，ビリビリっと痛みが走ります．顔を洗うときのように，膝を伸ばしたままの前かがみはまったくできません．歩くのもビリビリしてつらいです．

O氏は《発症：O》，《症状の時間経過：T》について尋ねましたが，Tさんの話の中には「左足に電気が走るような痛み」「ビリビリっと痛みが走ります」「膝を伸ばしたままの前かがみはまったくできません」「歩くのもビリビリしてつらいです」など《症状の性質・程度：Q》，《増悪・緩解因子：P》についての内容も含まれています．

O　氏：そうですか．それはお困りですね．で…，左足の電気が走るような痛

みは，具体的にどのあたりに感じますか？

《部位・放散の有無：R》

Tさん：左のお尻あたりから，太ももの裏を通って，ふくらはぎまでビリビリっときます．

ここまでの医療面接でOPQRSTのうち，《発症：O》，《増悪・緩解因子：P》，《症状の性質・程度：Q》，《症状の時間経過：T》を確認しました．

⇒医療面接で得られた情報から，患者さんの臨床問題を要約します．

臨床問題の要約

Tさん：男性　56歳　工具メーカー営業職

【主　訴】左腰下肢痛

【現病歴】1週間前に重い物を持って腰痛が発症し，5日前からは左足に電気が走るような痛みが出現した．腰痛は落ち着いてきているが，左足の痛みは立位や座位で出現し，洗顔動作はできず，歩行もつらい．これまでも腰痛は経験しているが下肢症状は初めて．

⇒鑑別診断に寄与すると考えられる医学情報を，上記の「臨床問題の要約」の文章から抽出します．

⇒抽出した特徴ある医学情報を書き並べてみます．

特徴ある情報1

56歳　男性

1週間前に重い物を持って腰痛が発症し，現在は軽減傾向

5日前から左下肢に放散痛が出現

立位・坐位で放散痛があり，立位での腰部前屈不可，歩行困難

⇒抽出した医学情報をSQに変換します．

SQ：56歳　男性　急性　腰下肢痛　放散痛

SQを基に再構築した患者さんの問題表象は，下記のようにまとめることができます．

問題表象【56歳男性，発症機転が明らかな片側（左側）腰下肢痛．腰痛から始まり，左下肢後面の痛みが出現】

⇒臨床問題の把握ができたら，[ステップ2]に進みます．

ステップ 2 診断仮説の設定

⇒SQの情報を基に，診断仮説をたてます．

解説・ヒント

　56歳男性の，発症機転が明らかな片側（左側）腰下肢痛．腰痛から始まり，左下肢後面の痛みが出現したことは，腰痛と左下肢後面の痛み―坐骨神経痛様の痛み―は一つの病態で生じているものと考えるのが定石です．

➤O氏は，以下のような考え方で診断仮説をたてました．
　"可能性の高い疾患・病態"は，坐骨神経痛を起こす疾患として，腰椎椎間板ヘルニア，梨状筋症候群を，関節の障害が関係しているものとして仙腸関節由来の腰痛を挙げました．
　"見逃してはいけない疾患・病態"は，下肢症状を伴う可能性のある疾患を優先し，腫瘍性疾患を挙げました．炎症性関節炎，感染性脊椎炎，尿管結石は下肢症状を呈することはほとんどありませんが，腰痛と下肢症状が別の病態により発生している可能性もあるので，頭の片隅に置く必要があると考えました．

診断仮説 1	○可能性の高い疾患・病態	○見逃してはいけない疾患・病態
	腰椎椎間板ヘルニア	腫瘍性疾患
	梨状筋症候群	尿管結石
	仙腸関節由来の腰痛	炎症性関節炎
		感染性脊椎炎

―あなたがたてた診断仮説と照合してください．合致していなかったら，合致しなかった理由を探ってください．

⇒次に診断仮説について可能性の高さを決める順位づけを行います．

ステップ 3 診断仮説の順位づけ

➤順位づけは，とりあえず，"可能性の高い疾患・病態"は，腰部前屈により出現する下肢痛を優先しました．また，"見逃してはいけない疾患・病態"は，

診断仮説 2	○可能性の高い疾患・病態	○見逃してはいけない疾患・病態
	①腰椎椎間板ヘルニア	①腫瘍性疾患
	②梨状筋症候群	②尿管結石
	③仙腸関節由来の腰痛	③炎症性関節炎
		④感染性脊椎炎

―あなたがつけた順位と照合してください．合致していなかったら，合致しなかった理由を探ってください．

⇒診断仮説がそろい，順位づけもほぼ見当がついているようですから，つぎは診断仮説の検証作業です．

ステップ 4　診断仮説の検証

あなたは，Tさんの診断仮説を検証するにあたって，"可能性の高い疾患・病態"と"見逃してはいけない疾患・病態"のどちらから先に検証を始めますか？理由も含めてじっくり考えてください．

➤その前に，O氏は，Tさん自身が今の症状をどのように捉えているのかを尋ねてみる必要があると考え，"重点的質問"をしました．

|医療面接|

O　氏：Tさん，今の症状が出てから，どこかの医療機関で診てもらいましたか？　　　　　　　　　　　　　　　　　　　　　《受療行動》

Tさん：いいえ，どこにも行っていません．病院に行けば半日以上かかってしまうでしょう．今は猛烈忙しくて時間が取れないんです．それに，若いころ，軽いぎっくり腰をやったことがありましてね．その時，高校時代に仲が良かった友達が鍼灸師になっていて…，彼が鍼をやってやるというもんですから，やってもらったら一発でよくなったんですよ．それを思い出して，今度もそれを期待して，とりあえず伺ったというわけなんです．

Tさんの答えから，Tさんの受療行動を含めた"解釈モデル"と，受診動機とがつかめました．しかし，Tさんはいまの症状をあまり深刻に受けとめていないように見受けられます．Tさんの症状に対する見解は，鍼灸師O氏とTさんとでは，重症度に開きがあるようです．

➤ O氏はTさんの症状をそんなに軽いものではないと考えました．
　O氏は，Tさんの腰痛は，発症の動機が明らかであるものの，痛みが1週間継続し，加えて下肢症状が出現していることと，年齢とを勘案した結果から，"見逃してはいけない疾患・病態"の可能性は低くないと判断しました．

➤ そこでO氏，まずは"見逃してはいけない疾患・病態"の可能性から探っていくことに決めました．
　O　氏：横になって体を休めている時や，夜寝ている時に腰の痛みがつらいことはありませんか？　　　　　　　　　　　　　　《増悪・緩解因子：P》
　Tさん：仰向けで寝ると足に痛みが走るので，いつも横向きで膝を抱えるように背中を丸めて体を休めたり，寝たりしています．
　O　氏：では，そういう恰好で横になって休んでいる時は，夜も痛むことはないのですね？
　Tさん：はい，そうです．

　安静時痛と夜間痛は腰痛のレッドフラッグです．腫瘍性疾患，感染性疾患，炎症性関節炎のいずれでもみられる特徴的な症状です．"見逃してはいけない疾患・病態"の鑑別では必ず確認することが大切です．

➤ Tさんには，危険な安静時痛や夜間痛はなさそうなので，"見逃してはいけない疾患・病態"の可能性を全体的に下げます．しかし，これだけでは安心できないので，もう少し可能性を下げるための情報収集をしていきます．
　O　氏：腰と左足以外に，何か一緒に出てきている症状はありませんか？　例えば腹痛や吐き気などはありませんか？　　　　　　《随伴症状：S》
　Tさん：特にそういった症状はありません．
　O　氏：尿が濁ったり，血液らしいものが混じっていたりしませんか？

Tさん：そういうこともありませんね．尿はきれいです．

　尿管結石由来の腰痛や炎症性関節炎が疑われる場合は，随伴症状の有無の確認が必要です．Tさんは随伴症状がないのでそれらの疾患の可能性も低いと言えそうです．

▶︎O氏は，もう一つ気になることがあります．それは…？
　腫瘍性疾患の可能性を探るには，がんの既往を確認することです．
　O　氏：今まで大きな病気にかかったことはありますか？
　Tさん：会社の健康診断で，脂質異常症といわれ，その薬を飲んでいるくらい
　　　　　で，大きな病気といえるようなものはありません

　Tさんは56歳なので，年齢から腫瘍性疾患の可能性を考慮しなければいけませんが，がんの既往はないようです．

⇒新しい情報を得たので，SQを用いてTさんの情報をまとめ直しましょう．

特徴ある情報　2
特徴ある情報1 ＋ 安静時痛，随伴症状はなく，がんの既往もない

　問題表象の表現を以下のようにまとめました．
　問題表象【56歳男性，発症機転が明らかな片側（左側）腰下肢痛．腰痛から始まり，左下肢後面の痛みが出現，腰痛のレッドフラッグなし】

　"見逃がしてはいけない疾患・病態"の可能性が下がったとはいえ，この段階では"見逃してはいけない疾患・病態"が除外されたわけではありませんので注意は怠りません．

⇒さて，次に行うことは，"可能性の高い疾患・病態"の検証です．
―あなたは，どの診断仮説から検証を始めますか？　あなたの考えで検証を進めてみて
　ください．

▶O氏は，一番下位に置いた仙腸関節由来の腰痛の可能性から検証を始めました．

O　氏：Tさん，腰の痛みは具体的にどこに出るのですか？　指1本で指してみてください．　　　　　　　　　　　《部位・放散の有無：R》

Tさん：この…，左の腰から左のお尻あたりです．
　　　　［Tさんはそう言いながら，L4からS1レベルの棘突起付近から左起立筋部にかけての部位を指し，そこから指を左殿部に移動させ，殿筋部を指しました．］

Tさんは，左腰部から左殿部にかけて，かなり広い範囲に痛みが出ているようなので，仙腸関節由来の腰痛の可能性は低そうです．よって，順位はそのまま据え置きます．Tさんが訴える下肢の痛みはやはり坐骨神経痛の可能性が高そうです．

⇒腰椎椎間板ヘルニアと梨状筋症候群の鑑別にかかります．

|解説・ヒント|

　腰椎椎間板ヘルニアは，神経根障害が大部分を占めますが，馬尾症状が出ることもあります．馬尾症状がみられる腰椎椎間板ヘルニアは手術の適応となるので，医療機関を緊急受診する必要があります．馬尾症状の特徴は，膀胱直腸障害とサドル型感覚障害です．

⇒まずは馬尾症状の有無を確認します．

O　氏：足の痛みが出てから，おしっこの出や便通に変化はありませんか？
Tさん：特にありません．
O　氏：肛門の周囲に違和感はありませんか？
Tさん：いーえ，それもありませんね…．

　Tさんの場合，馬尾症状はなさそうです．腰椎椎間板ヘルニアだったとしても典型的な神経根障害だと考えられます．

⇒新しい情報を得たので，SQを用いてTさんの情報をまとめ直しましょう．

特徴ある情報 3
特徴ある情報 1
特徴ある情報 2 ＋ 馬尾症状はない

問題表象の表現を以下のようにまとめました．

問題表象【56歳男性，発症機転が明らかな片側（左側）腰下肢痛．腰痛から始まり，神経根性の左坐骨神経痛が出現，腰痛のレッドフラッグなし】

⇒次に腰椎椎間板ヘルニアと梨状筋症候群の鑑別を進めます．
いずれも片側性の坐骨神経痛が典型的な症状です．
⇒医療面接から得られる情報だけでは，急性期の鑑別が難しいので身体診察を行い，客観的な情報を収集します．

身体診察所見

○座位で：膝蓋腱反射とアキレス腱反射は左右ともに正常．
○立位で：前屈は左下肢後面痛のためまったく不能．
　　　　右側屈は問題ないが，左側屈，左右回旋で腰の痛み出現，左後側屈で
　　　　左下肢後面痛が出現　→ケンプ徴候陽性．
○仰臥位で：左下肢伸展挙上テスト（SLR）は20度挙上で陽性，交差性下肢伸
　　　　　　展挙上テスト（Crossed SLR）は右挙上で陽性，Kボンネットテ
　　　　　　スト陰性．
○側臥位で：FAIRテスト陰性．

解説・ヒント

ケンプ徴候が陽性の場合は，神経根性の坐骨神経痛が疑われます．SLRは，腰椎椎間板ヘルニアの91%で陽性となりますが，椎間板ヘルニアでない腰下肢痛でも76%で陽性になるといわれています[1]．このことからSLRが陽性というだけでは椎間板ヘルニアの可能性が高いとは言い切れません．
しかし，SLRが陰性であれば椎間板ヘルニアの可能性は低いといえます．
Crossed SLRは，腰椎椎間板ヘルニアの29%しか陽性になりなせんが，椎間

板ヘルニアでない腰下肢痛では88％陰性になります[1]．つまりCrossed SLRが陽性であれば椎間板ヘルニアの可能性がかなり高くなることになります．

　SLRとCrossed SLRがともに陽性であることは，椎間板ヘルニアの可能性がかなり高いといえます．

　KボンネットテストとFAIRテストは，いずれも梨状筋症候群の検査です．陽性であれば梨状筋症候群の可能性が高くなりますが，陰性であれば可能性は低いといえます．

　Tさんの所見を，鑑別すると，腰椎椎間板ヘルニアによる神経根障害の可能性が高くなりました．順位づけもそのままで良さそうです．
──あなたも一緒に，障害されている神経根の高位診断を考えてみましょう．

　これまでの情報からL2から4，S1・2の神経障害の可能性は低く，坐骨神経痛が出ていることと，腱反射の所見からL5神経根障害が疑われます．

➤そこで，高位診断を目的とした身体診察を行います．

身体診察所見

○知覚検査では：足背部の知覚が，右に比べ左で鈍麻．
○母趾の筋力検査では：底屈は左右差なく十分な筋力（MMT 5）．
　　　　　　　　　　　背屈は右に比べ左の筋力が減弱（MMT 4）．

ステップ 5　最終鑑別

➤O氏は，以上の収集した情報を総合的に検討・検証した結果，Tさんの病態は，L4/L5間の腰椎椎間板ヘルニアによるL5神経根障害の疑い，と最終鑑別しました．

➤O氏は，要約を行います．

1　腰　痛／症例2　以前受けた鍼治療が効いたので，今回も…

医療面接

O　氏：では，Tさんが今日ここへ来られて話されたことを纏めさせてください．

　　　1週間前にお仕事で重い物を持ったら腰に痛みが出て，5日前から左足に電気が走るような痛みも出た．たまに腰痛はあるが，足にまで痛みが出てくることは初めての経験である．腰痛は落ち着いてきているが，左足のビリビリする痛みは，立っていても，座っていても感じる．また，前かがみの姿勢はまったくできない．横になって休めば痛みは楽になり，睡眠の障害にはなっていない．医療機関に診てもらっていないが，若いころに経験したぎっくり腰が，鍼治療でよくなったので，今回も鍼治療に期待して受診された．

　　　これでよろしいですか，何か間違っているところとか，不足はありませんか？

B さん：いいえ，ありません．そのとおりです．

➤O氏は，続けて，

O　氏：で…，Bさんのお話と，診察した結果とから考えますと，Bさんの症状からは，腰椎の椎間板ヘルニアが疑われます．以前やられた"ぎっくり腰"とは違い，左足全体に痛みが走ることや，診察では左足先の感覚が多少鈍っていたり，親指の筋力が右と比べると左が弱くなっている，という神経の障害を疑わせるサインが出ています．

　　　今日はご希望どおり，痛みを鎮める目的の鍼治療をしますが，紹介状を書きますから，それを持って，できるだけ早く，総合病院の整形外科を受診して，詳しく調べてもらうことをお勧めします．

B さん：えぇ…，そう…そうなんですか．わかりました．近所に総合病院あったかなー…．うん…．でも何とか探して行ってみます．ご親切にありがとうございました．

あなたもO氏に代わって，要約を，言うなり，書くなりして，症例2の病歴をどれほど把握しているかを，振り返ってみてください．

何度も振り返ることにより，仮説演繹法に則った効果的な医療面接と，客観的情報収集の要領とがのみ込めるはずです．その要領を身体化した知識とし，その知識の応用を「習慣化」につなげるように努めましょう．

「**教育は習慣の束である**」アメリカの教育者 J. Dewey の言葉です．

後日，某総合病院整形外科の医師から報告書が届きました．B さんは O 氏が疑った通りの病態だが，手術適応までには至っていないので，3 か月後に再診．その後は経過をフォローする．その間の痛みに対するアプローチはよろしくお任せする，という文面であったそうです．

医・鍼の連携医療が成立した好例でした．

参考文献
1) 柳澤健, 赤坂清和・監訳：エビデンスに基づく整形外科徒手検査法. エルゼビア・ジャパン, 2007, p142-199.

症例3　　高齢者の腰痛に出会ったら…

症例3以降は，あなたに対する特に細かな注意喚起はしません．ですが，症例1・2にならって，臨床推論の流れの随所で立ち止まり，振り返り，進む方向を確かめる．そういう営為を繰り返しながら，自信を持って臨床応用ができる，あなた自身の臨床推論の流れを作ることを目指して努力してください．

その努力の成果は，即，患者さんのメリットにつながり，同時にあなたの臨床家としての信頼を高めることにもなる．そのことを固く信じながら….

> 予診票より

Eさん：男性　71歳　定年退職者　既婚・妻65歳　健在
腰痛を訴えてY鍼灸治療院に来院した初診の患者さん

[Eさんが診療室に入ってきましたが，姿勢や歩行には特に異常が見られま

せん.」

> ステップ１　情報収集による問題把握

⇒医療面接で主訴をはっきり聴き，OPQRSTを意識して症状の程度・性質と経過などを知る.

医療面接

Y　氏：こんにちは．Eさんですね．どうぞおかけください．鍼灸師のYです．よろしく．

Eさん：はい．Eです．よろしくお願いします．
　　　　［椅子に座る動作も問題なさそうです．］

Y　氏：今日はどうなさいましたか？　　　　　　　　　《発症：O》

Eさん：２週間くらい前から腰の痛みが続いていまして….

Y　氏：腰痛ですか…．それでどうなさいました？　その後の経過をお聞きしたいんですが．　　　　　　　　　　　　　　　　《症状の時間経過：T》

Eさん：はい….日帰りのバス旅行に行きましてね，腰の痛みは，最初は，その疲れのせいかなと思っていたんですが….でも，それにしてはなかなか良くならなくて….どっちかというと少しずつ悪くなっているような感じがします.
　　　　家内が「今まで働きすぎたんだから，少し休めっていうお告げかも知れないわよ」なんて….だから，すこし横になって養生しなさい，といわれて横になってみるのですが，一向に痛みは良くならないのです．かといって，動いたから痛みがひどくなるというわけでもないんですね….

　Eさんの話の中心は《症状の時間経過：T》ですが，「横になってみるのですが，一向に痛みは良くならない」「動いたから痛みがひどくなるというわけでもない」という《増悪・緩解因子：P》あるいは《症状の性質・程度：Q》に関する情報も含まれています.

Y　氏：そうですか．休まれても痛みは良くならない．むしろひどくなっている，と．そういうことですか？

Eさん：えぇ…．そういうことです．

Y　氏：では…．どのあたりが一番痛みますか？　指で指してみてくださいますか？　　　　　　　　　　　　　　　　　《部位・放散の有無：R》

Eさん：はい，このあたりですね…．

　　　　［Eさんはそう言いながら，腰椎を中心に膀胱経1行線あたりまでを指しました．］

　ここまでの医療面接でOPQRSTのうち，《発症：O》，《増悪・緩解因子：P》，《症状の性質・程度：Q》，《部位・放散の有無：R》，《症状の時間経過：T》の情報が得られました．

⇒医療面接で得られた情報から，患者さんの臨床問題を要約します．

臨床問題の要約

Eさん：男性　71歳　定年退職者

【主　訴】腰痛

【現病歴】2週間くらい前に腰痛が発症したが，発症の状況は明確ではない．旅行の疲れかと思ったが良くならず，少しずつ悪化しているように感じる．横になって休んでも良くならず，体を動かしても悪化しない．痛みは腰部に限局している．

⇒上記の「臨床問題の要約」の文章から鑑別診断と患者コミュニケーションとして大事な医学情報を拾ってみましょう．

⇒抽出した特徴ある医学情報を書き並べてみます．

特徴ある情報1

71歳　男性

2週間ほど前に明確な原因なく腰痛を発症し，徐々に悪化

腰部に限局した痛みで，安静時痛があり，体動による増悪はない

⇒抽出した医学情報をSQに変換します．

SQ：71歳男性　発症機転が不明確な腰痛　進行性　安静時痛あり　動作時痛なし

SQを基に再構築した患者さんの問題表象は，下記のようにまとめることができます．

問題表象　【71歳男性，発症機転が明らかでない腰痛．経過とともに進行し，動作時痛はなく安静時痛がある】

➤Y氏は，以上の情報を得たところで，この腰痛は要注意だなと判断しました．―あなたは，すでに，その理由はお分かりでしょうね！

⇒ここまでの情報で，すでに腰痛のレッドフラッグが「71歳」「進行性」「安静時痛」の3つもあります．他のレッドフラッグがあるかどうかも確認していく必要があります．

[解説・ヒント]

安静時痛がある場合は，夜間痛もある可能性が高いので，必ず確認することです．どちらも臨床上非常に重要なレッドフラッグです．

Y　氏：夜寝ている時に痛みで目が覚めたり，痛みで眠れないことはありませんか？　　　　　　　　　　　　　　《レッドフラッグの確認》
Eさん：はい…．最近になって，明け方近くに腰が疼きだして目が覚めます．その後は痛みが気になって眠れないんですね．

Eさんには夜間痛があることが確認できました．
➤Y氏は，さらに"重点的質問"で症候の探索を進めます．
Y　氏：足の痛みやしびれはありませんか？　　　　　　　《随伴症状：S》
Eさん：おかげさまで，それはありません．

Eさんの訴えは，腰痛のみで下肢神経症状はないようです．年齢が55歳以上，安静時痛，夜間痛，進行性の経過は，すべて腰痛のレッドフラッグです[1]．

⇒新しい情報を得たので，SQ を用いて E さんの情報をまとめ直しましょう．

特徴ある情報 2
特徴ある情報 1 ＋ 夜間痛あり

⇒抽出した医学情報を SQ に変換します．

SQ：71 歳男性　発症機転が不明確な腰痛　下肢症状なし　進行性　安静時痛あり　夜間痛あり　動作時痛なし

⇒ここで診断仮説をたててみましょう．

ステップ 2　診断仮説の設定

⇒SQ の情報を基に，診断仮説をたてます．

　55 歳以上，安静時痛，夜間痛，進行性の経過と，レッドフラッグが 4 つもありました．このような場合は"見逃してはいけない疾患・病態"が"可能性の高い疾患・病態"となるので，診断仮説リストの上位に据えます．

　筋・骨格系の腰痛も考えられますが，まずは"見逃してはいけない疾患・病態"を優先して考え，その可能性が低くなったことを確かめてから，筋・骨格系の腰痛の鑑別に移るべきです．また，71 歳という年齢から，骨粗鬆症に伴う圧迫骨折を考える必要もあります．

　しかし，男性であること，動作時に痛みが増悪しないこと，痛みは経過とともに悪化していることから，可能性は低くなりますが，"見逃してはいけない疾患・病態"ではあります．

診断仮説　1	○可能性の高い疾患・病態	○見逃してはいけない疾患・病態
	腫瘍性疾患	脊椎圧迫骨折
	内臓性疾患	
	感染性疾患	

—あなたがたてた診断仮説と照合してください．合致していなかったら，合致しなかった理由を探ってください．

⇒次に診断仮説について可能性の高さを決める順位づけを行います．

ステップ 3　診断仮説の順位づけ

"可能性の高い疾患・病態"は現在得られている情報だけで明確な順位づけをするのは難しそうです．まだ随伴症状についての重点的質問をしていませんが，今のところ随伴症状に関する訴えは出ていないので，内臓性疾患や感染性疾患は腫瘍性疾患より可能性が低いと考えます．

さらに発症から約2週間経過していることから，感染性疾患の可能性は内臓性疾患よりも低いと考えられます．

診断仮説　2	○可能性の高い疾患・病態	見逃してはいけない疾患・病態
	①腫瘍性疾患	①脊椎圧迫骨折
	②内臓性疾患	
	③感染性疾患	

―あなたがつけた順位と照合してください．合致していなかったら，合致しなかった理由を探ってください．

➤Y氏は，上記の診断仮説を立てた時点で，Eさんの腰痛は精査を必要とする疾患に起因するものと判断しました．このような場合は適切な医療機関への受診につなげることを念頭に置き，次の診断仮説の検証に進みます．

ステップ 4　診断仮説の検証

➤Y氏は，適切な医療機関への受診につなげるために，診断仮説にあげた疾患の可能性を探っていきます．

[医療面接]

Y　氏：今までに大きな病気や，けがをされたことはありませんか？

Eさん：はい．実は…2年前に，退職前のドック検診で，PSA*という検査に

＊PSA：前立腺がんの早期発見のための検査法で，前立腺から分泌されるPSAタンパクという物質の血清中の濃度を測定する検査法．健常男性の血清中PSA濃度は1ミリリットルあたり0.1ナノグラムであるが，前立腺疾患があると4.0ナノグラム以上に上昇する．通常は50歳以上の男性を対象に実施されている．

ひっかかり，前立腺がんが見つかって手術を受けたことがあります．
が，それ以外で大きな病気やけがをしたことはありません．

Y　氏：そうですか．それは大変でしたね．それで，手術の後は定期的に診て
もらっているのですか？　　　　　　　　　　　　　　《受療行動》

Eさん：えぇ…．最初は3か月に1回受診していましたが，今は半年に1回です．
一番最近は5か月前でした．特に問題はないと言われていますが…．

Y　氏：わかりました．ところで，最近，体重が減ってきたということはあり
ませんか？　　　　　　　　　　　　　　　　　　　《随伴症状：S》

Eさん：そうですね…最近，体重を測っていないのでわかりません．

Y　氏：では…ここで測ってみましょうか？

Eさん：お願いします．

Y　氏：62.5kg…ですね．いかがですか？

Eさん：うーん…．そう…．以前より2kgくらい減っていますね．気が付き
ませんでした．あっ，そのせいか…最近ズボンのウエストがゆるく
なってきたのは…．

"がん"の既往と体重減少は腫瘍性疾患による腰痛のレッドフラッグです[2,3]．
体重の変化については，患者さん自身が的確に把握しているとは限りません．その場で体重を測定するのがもっとも良い対策です．

　Eさんには"がん"の既往がありました．腫瘍性疾患の可能性が高くなりました．さらに体重減少もみられます．

➤Y氏は，次に腫瘍性疾患以外の可能性について探ってみます．

Y　氏：腰痛以外に何か気になる症状はありませんか？　例えば胸の痛み，背
中の痛み，尿に血液が混じるなどはありませんか？

Eさん：…そういうことは…，それはありませんね．大丈夫です．

⇒内臓性疾患の可能性を探るには，随伴症状の有無を確認します．
　Eさんは随伴症状がないので，内臓性疾患による腰痛の可能性は低いと言えそうです．

➤ Y氏は，さらに念を入れます．

Y　氏：もう少しお尋ねしますが，最近，怪我をしたり，感染症にかかったことはありませんか？　　　　　　　　　　《随伴症状：S》

Eさん：いえ，ありません．

Y　氏：大丈夫だと思いますが…，一応熱も測っておきましょう．

Y　氏：36.7℃，ですね．いつもはこんなものですか？

Eさん：普段は特に測ったこともありませんが，そんなものでしょうね．

Y　氏：そうですか．まあ，平熱ですね．

解説・ヒント

感染性疾患による腰痛では，外傷からの感染症や発熱が先行することがあります[3]．腰痛が起こる前に外傷がないか，感染症にかかっていないか，発熱がないかを確認します．

発熱していても患者さんが自覚していない場合もあるので，実際に体温を測定します．また解熱鎮痛薬などの服用により一時的に熱が下がっている場合もありうるので，服薬内容を確認することも忘れてはいけません．

Eさんの場合，感染症や発熱はなさそうなので，感染性疾患による腰痛の可能性も低いと言えそうです．

⇒新しい情報を得たので，SQを用いてEさんの情報をまとめ直しましょう．

特徴ある情報3

特徴ある情報1 ＋
特徴ある情報2

前立腺がんの既往があり，手術を受け経過観察中

体重が減少しているが，思い当たる原因はない

腰痛以外に気になる症状はない

⇒抽出した医学情報をSQに変換します．

SQ：71歳男性　発症機転が不明確な腰痛　下肢症状なし　進行性　安静時痛あり　夜間痛あり　動作時痛なし　がんの既往　原因不明の体重減少　随伴症状なし

医療面接の情報収集からEさんの腰痛は，腫瘍性疾患の可能性が高くなり，内臓性疾患や感染性疾患の可能性は低くなりました．しかしまだ可能性は低いが，"見逃してはいけない疾患・病態"にあげた脊椎圧迫骨折の可能性について十分な検討をしていません．

➤そこでY氏は，医療面接に続いて身体診察を行います．

身体診察所見

○立位で：前屈，後屈，側屈，回旋ともに可動域に問題なく，痛みも増悪しない．
　　　　　腰殿部に著明な圧痛や，筋の過緊張なし．
　　　　　脊柱の変形や，棘突起の叩打痛なし．
○座位で：膝蓋腱反射，アキレス腱反射左右ともに正常．

　身体診察では特徴的な所見はありませんでした．脊柱の変形や棘突起の叩打痛がないことから，圧迫骨折の可能性も低いと言えそうです．

ステップ 5　最終鑑別

➤Y氏は，以上の収集した情報を総合的に検討・検証した結果，腫瘍性疾患による腰痛の可能性が高いと判断．Eさんの腰痛は，転移性脊椎腫瘍の疑いによるものであるという最終鑑別に至りました．

　医療面接の要約は省略しますが，あなたはしっかり書くなり，言うなりしてみて下さい．最後に，鍼灸師Y氏はEさんに，前立腺がんの既往があることから，転移性脊椎腫瘍が疑われるので，フォローを受けている病院での緊急受診を強く勧めました．

　Eさんは，少し驚かれましたが，鍼灸師Y氏の勧告にしがって，フォローを受けている総合病院の泌尿器科を受診し，MRIにて脊椎腫瘍が確認されました．精密検査の結果，前立腺がんの転移性脊椎腫瘍と確定診断されました．

参考文献

1) 岸田直樹：総合診療医が教えるよくある気になる症状．レッドフラッグサインを見逃すな！．じほう，2015，p140-154．
2) 白石吉彦，白石裕子，皆川洋至，小林　只・編集：THE 整形内科．南山堂，2016，p233-241．
3) 徳田安春・編集：疾患別"見逃してはならない疾患"の除外ポイント．THE 診断エラー学．医学書院，2017，p152-157．

2　頭　　痛

　まず，表7の国際頭痛分類に目を通してください．頭痛には一次性，二次性と，有痛性脳神経ニューロパチー他の3つの大分類があります．この分類をしっかりと脳(あたま)にインプットしてください．

　もう一度，表7を見てください．一次性の頭痛はおおかた"頻度の高い疾患・病態"が占め，二次性頭痛の中には"見逃してはならない疾患・病態"が含まれています．日常の鍼灸臨床では，おおよそ上記の2軸に沿って臨床推論を行っていく場合が多くなります．

表7　頭痛の国際分類

一次性頭痛
　1. 片頭痛
　2. 緊張型頭痛
　3. 三叉神経・自律神経性頭痛（TACs）
　4. その他の一次性頭痛疾患

二次性頭痛
　5. 頭頸部外傷・傷害による頭痛
　6. 頭頸部血管障害による頭痛
　7. 非血管性頭蓋内疾患による頭痛
　8. 物質またはその離脱による頭痛
　9. 感染症による頭痛
　10. ホメオスターシス障害による頭痛
　11. 頭蓋骨，頸，眼，耳，鼻，副鼻腔，歯，口あるいはその他の顔面・頸部の構成組織の障害による頭痛あるいは顔面痛
　12. 精神疾患による頭痛

有痛性脳神経ニューロパチー，他の顔面痛およびその他の頭痛
　13. 有痛性脳神経ニューロパチーおよび他の顔面痛
　14. その他の頭痛性疾患

（国際頭痛分類　第3版　beta版（ICHD-3β）[1]）より）

いま，目の前にいる患者さんの頭痛は，一次性か二次性か，医療面接で探っていきます．頭痛は日常的によく遭遇する症状であり，疾患でもあります．

一方で，診断基準があるとはいえ，その診断は患者さんの自己申告，記憶再生といった患者さんの主観的な情報に頼る割合が多いためか，医療者によって解釈の違いが起こりやすい疾患という指摘もあります．

以上のことを頭において，A鍼灸治療院に来院した症例1の検討を通して，頭痛の臨床推論を学びましょう．

症例1　　遺伝かしら，それとも…

予診票より

Sさん：45歳　女性　商事会社事務職
頭痛を訴えて，A鍼灸治療院に6月末の某日，午後2時ころ来院した初診の患者さん

ステップ 1　情報収集による問題把握

➤鍼灸師A氏は早速医療面接にとりかかります．

医療面接

A　氏：はじめまして．治療を担当します鍼灸師のAです．よろしくお願いします．今日もよく雨が降りますね．
Sさん：そうですね…．よろしくお願いします．
A　氏：今日はどうされましたか？
Sさん：頭痛がつらくて伺いました．
A　氏：頭痛ですか…．で，鍼灸治療の経験はおありですか？

やや唐突に聞こえる質問ですが，A氏は，この質問を通して，まず，来院目的

を知ろうと思ったのです．下記のSさんの答えで，その目的は達したようです．

 Sさん：いいえ，ありません．でも，姉も頭痛もちでして，鍼灸治療が効くよ，と言って勧められたものですから…．
 A 氏：あぁ，そうでしたか．ところで，その頭痛はいつから始まりましたか？
 Sさん：今日からです．

➤A氏は，主訴は「頭痛」と知り，早速，一次性か二次性かの鑑別を始めます．
 A 氏：今日から…．では，頭痛が起きたとき，何をされていたか，覚えていらっしゃいますか？   ≪発症：O≫
 Sさん：えーと…，今朝，起きた時はなかったように思います．なんとなく10時ころからだんだんと…，でしょうか？
 A 氏：10時ころからだんだんと…．そうそう，雨が降り始めたのは，お昼くらいでしたね．そうすると，頭痛は雨の降る前からでしたか？
 Sさん：そうですね…，前ごろからになりますね．

|解説・ヒント|

 発症が突発性の場合，血管などが「詰まる，破れる，裂ける，捻れる」病態が隠れていると示唆されます．突発性かどうかの評価の時には，患者さんに発症時間がはっきりわかるかどうかを尋ねます．もし質問に対し，「頭が痛くなった時はちょうど料理をしていて，冷蔵庫を開け卵を出そうとした，まさにその瞬間でしたよ」と答えられたら，危ない頭痛のサイン，突発性かもしれません．似ているようでも「なんとなく料理をしていたころかなあ…」という答えとは異なっていることを把握してください．

 発症機転がはっきりしない場合は，症状は徐々に起こってきた場合か，症状の程度は軽い場合か，あるいは患者さんに記憶障害がある場合など，が考えられます．

 A 氏：ところで，以前も同様の頭痛が起こったことがありますか？
            →痛みが初発であるかどうかの確認

Sさんの頭痛は，今回が初めてなのか，すでに経験しているものかどうか，を確かめる重要な質問です．一次性か二次性かの区別に役立つ質問でもあります．通常一次性頭痛は反復性です．

Sさん：はい．実は…，20代から頭痛に悩まされているんです．
A　氏：そうですか．で…，20代からといわれると，経過はずいぶん長いですね．
　　　　では，今回の頭痛は今まで経験された中で，最も痛みがつらい，というようなことはありませんか？　→**痛みが最悪であるかどうかの確認**
Sさん：いいえ．そういうことはありません
A　氏：ということは，今回の症状は以前と同様の症状ですか？
Sさん：ええ，いつもの頭痛と同じです．

解説・ヒント

医療面接では，発症（onset）の状況を詳しく細かく聴取することが非常に重要ですが，特に頭痛では，発症に「突発」を疑わせる要素があるかないか，慎重に情報を整理する必要があります．

片頭痛や緊張型頭痛などの一次性頭痛では，以前起こった頭痛が時をおいて繰り返される反復性かどうか．反復性だった場合は，いつもの頭痛と同じかどうかも，大切なポイントとなります．もともと一次性頭痛のある人が，くも膜下出血を起こすこともあるわけですから，「いつもと同じ頭痛ですか？」という質問は大切です．「いつもとは違って，今回は痛みが突然でした．」という答えが返ってくるかもしれません．

A　氏：今まで…，頭痛で医療機関にかかったことはありますか？
　　　　　　　　　　　　　　　　　　　　　　　　　　≪受療行動≫
Sさん：ええ，あります．でも，鎮痛剤が出されるだけなので，最近はもっぱら薬局で購入した薬で済ませてしまっています．
A　氏：分かりました．では，頭痛はどのような痛みなんでしょうか？
　　　　　　　　　　　　　　　　　　　　　　　　≪症状の性質・程度：Q≫

Sさん：なんというか，ズキンズキン…，とします．

A　氏：痛みは，心臓がドキンドキンと脈を打つような感じと似ていますか？
　　　　でなければ，締め付けられるような感じの痛みか，どっちでしょうか？

Sさん：そぉ…，脈を打つような痛みの方ですね．

解説・ヒント

医療者はよく片頭痛の可能性を探るために，"ズキンズキン"という言葉を使いますが，患者さんの言う"ズキンズキン"は，実は拍動性ではなかったということは日常臨床でよく経験するところです．

頭痛は「心臓が脈打つ感じと似ていますか？」などという，具体的な質問をしたほうが適切な返答を得られることが多く，"ズキンズキン"と言われたら，"ドキンドキン"かどうかを確認します．

この段階で，Sさんの病歴として以下の情報が得られました．
―あなたも病歴の要約を記載してみてください．

ステップ 2　診断仮説の設定

臨床問題の要約

Sさん：45歳　女性

【主　訴】頭痛

【現病歴】本日10時ころからだんだんと拍動性頭痛．頭痛は20代から反復性であり，今回も同様の痛み．市販の鎮痛薬で対処することが多い．

特徴ある情報 1

45歳　女性

本日数時間前から発症　拍動性頭痛

20代からの反復性，いつもと同様の痛み

鍼灸治療に期待感がある

⇒これだけ情報が集まれば，診断仮説は立てられますね．

―あなたの診断仮説を書いてみてください．

➤A氏が立てた診断仮説は以下です．

診断仮説1	○可能性の高い疾患・病態	○見逃してはいけない疾患・病態
	片頭痛	頭部血管障害による頭痛
	緊張型頭痛	感染症による頭痛

突発，最悪，増悪のサインはないようです．

➤A氏は，Sさんの症状は緊急性ではないと判断．"可能性の高い疾患・病態"の鑑別にかかります．改めてOPQRSTの出番です

医療面接

A　氏：頭痛は頭の片側から始まることが多いですか？
　　　　　　　　　　　　　　　　　　　　　　《部位・放散の有無：R》
S さん：右側から始まることが多いのですが，左のこともあります．ひどくなると両側です．今回は右側でした．
A　氏：頭痛が起こるときに，前ぶれのようなものがあることはありますか？
　　　　　　　　　　　　　　　　　　　　　　→前兆の有無を確認
S さん：えぇ，そういわれるとあります．ピカピカッとするものが目の端に見えたりすることがあります．
A　氏：あ！　ピカピカッとするものが見えるんですね．
　　　　（間）
A　氏：頭痛と一緒に起こる症状はありますか？　例えば，吐き気や嘔吐はありますか？　　　　　　　　　　　　　　　　　　　　《随伴症状：S》
S さん：ひどいときはあります．吐き気だけで嘔吐はしないこともあります．
A　氏：頭痛はどのくらい続きますか？　　　　《症状の時間経過：T》
S さん：いつも痛み止めを飲んでしまうので…，正確には言えませんが，それでも数時間くらい続くでしょうか．痛み止めを飲んで少し眠ると治るのですが，そういうわけにはいかないこともあって…．
A　氏：痛み止めを飲まない時は，どのくらい続きますか？
S さん：うーん，そうですね…，半日から1日でしょうか？
A　氏：頭痛はだんだんひどくなっていくようでしょうか？
　　　　　　　　　　　　　　　　　　　　　　→増悪しているかどうかの確認

Sさん：いいえ，痛み止めを昼食後に飲みましたから，効いてきたような気がします．

➤A氏は，痛みを感じる部位，症状の時間経過に伴う変化や持続時間，前駆症状の有無，増悪傾向があるかないかなどを聞き，診断仮説の確からしさと，順位について洞察を深めています．

> **解説・ヒント**

持続時間は，頭痛の鑑別に活かすことができます．例えば，片頭痛なら4〜72時間，緊張型頭痛なら30分〜7日間，群発頭痛なら15〜180分というように，診断の目安になります．

なお，二次性頭痛で原因が取り除かれない場合は，当然，原因疾患の悪化に伴い頭痛も悪化します．

➤A氏は，新たに加わった以下の情報から診断仮説の順位を決めます．
　Sさんの頭痛は，突発も，最悪も，増悪も，なさそうです．しかも反復性で，今までの痛みと非常に類似しています．

➤A氏は，以上の病歴から，二次性頭痛を疑う要素はほとんどなく，"見逃してはいけない疾患・病態"の可能性は低いと判断しました．

ステップ 3 　診断仮説の順位づけ

特徴ある情報2
特徴ある情報1 ＋ 反復性でいつもと同様の頭痛　前兆あり

診断仮説2	○可能性の高い疾患・病態	○見逃してはいけない疾患・病態
	①片頭痛 ②緊張型頭痛	可能性は低い

➤A氏は，増悪・緩解因子を探ります．

[医療面接]

A　氏：頭痛が起こりやすいときはどんなときですか？

Sさん：だいたい月経前が多いです．あとは，何かイベントが終わった後でほっとしたときでしょうか．いつもよりかなり長く寝てしまった後とかも起こりやすいですね．

A　氏：そうですか，わかりました．月経のお話がでたのでお聞きしますが，周期とか，月経痛とかは，いかがですか？

Sさん：はい…．周期は28日型で，月経痛などはありません．

A　氏：そうですか…．さっきは頭痛が起こりやすいときのことをお聞きしたんですが，頭痛がひどくなるときはどんなときですか？

Sさん：頭痛がひどくなるときは…，そうですね，パソコンの強い光や，周りの騒がしい音なんかが，頭痛を悪化させるような気がして，嫌です．

A　氏：では逆に，頭痛がよくなるのはどんな時でしょうか？

≪増悪・緩解因子：P≫

Sさん：それは…，痛み止めを飲んで眠れば楽になります．

A　氏：痛み止めが効くようですね．…暗くて静かな部屋に閉じこもっていたくなるようなことはありませんか？

Sさん：ああ！　そう…．そうです．

A　氏：天候は関係あるでしょうか？　　　　≪増悪・緩解因子：P≫

Sさん：天候は…，今まであまり気にしたことはありませんでしたけど…．

A　氏：そうですか．今日は雨の降る前に頭痛があったようですね．ご提案なんですが，これから頭痛日記をつけてみてはいかがでしょう．

Sさん：天候と関係がある…，そうですか．やってみましょうか…．

A　氏：やってみてください．予防に役に立つかもしれませんから…．

(ステップ 4)　診断仮説の検証

特徴ある情報3
特徴ある情報1
特徴ある情報2　＋　月経との関連あり

解説・ヒント

　増悪・緩解因子を詳しく聴取することが，[臨床推論]の大きな手掛かりとなります．なお，参考までに鍼灸医学的に弁証を立てる上でも非常に有用です．

　片頭痛には，女性に多い，嘔気・嘔吐の症状があること，頭痛が起こりやすい条件（月経前，天候，飲酒など）があること，頭痛時の特徴（光過敏，音過敏，臭いに過敏など）があること，日常生活が妨げられるほどの痛みであること，などの特徴が認められます．軽度から中程度の場合は市販されているアセトアミノフェンやNSAIDsなどの鎮痛薬で効果がありますが，中等度～重度の場合や一般鎮痛薬で効果がみられなかった場合にはトリプタンが推奨されます．

　前兆（閃輝暗点，知覚過敏・鈍麻など）は有名ですが，前兆がないからと言って片頭痛でないわけではありません．片頭痛の日本人の年間有病率は8.4％，そのうち典型的前兆のある人が2.6％，ない人が5.8％と言われています[2]．

➤ A氏は，Sさんの頭痛に関する物語の要点をSQに変換して要約し，お互いに共有できる物語であることを確かめます．

SQ：45歳　女性　急性　反復性　拍動性頭痛　嘔気　光過敏　音過敏　前兆あり　月経周期と関連あり

　Sさんの頭痛は，20代からある反復性の前兆のある拍動性頭痛で，音過敏や光過敏を伴い寝込むほどの症状です．嘔気を伴い月経前に生じやすいという特徴を持っています．これらは片頭痛の特徴と合致します．また，二次性頭痛を疑う，突発，最悪，増悪といった特徴もないようです．

ステップ 5　最終鑑別

➤ A氏は，対話の中で得られた，鑑別の手掛かりを検証の根拠として，Sさんに，Sさんの頭痛は「片頭痛」と最終鑑別したことを告げました．

医療面接

A　氏：それでは治療に移りますが，何か言い足りなかったことなどはありま

せんか？

Sさん：実は…，さっきもお話ししましたが，姉も頭痛に悩んでいます．はっきりしませんが，母も頭痛があったと聞いています．遺伝なんでしょうか…．

それと…，40歳になる従妹がいるんですが，やはり頭痛もちなんですが，最近検査したら脳動脈瘤が見つかったという話を聞いたんで…，心配になって…．

A 氏：そうですか．心配されるのは無理もありませんね．親子の顔かたちが似ているように，体質は遺伝することはあるでしょうが，現時点の頭痛と脳動脈瘤の関係はないように思います．でも，ご心配なら，機会をみて検査されてはいかがでしょうか．

Sさん：余計な心配事をお話しして，すみませんでした．でも，お話しして胸のつかえが下りた感じです．ありがとうございました．

―あなたはA氏が行った［臨床推論］の流れが把握できましたか．

　患者さんから「自分の頭痛は片頭痛ではないか」とたずねられることがありませんか．片頭痛の特徴についてよく学習しておく必要があります（［参考2］参照）．

「模倣は独創の母である．唯一人の本当の母親である」

　小林秀雄の言葉です．物事の真似もできない人に，その人流の方略などが生まれるはずがありません．まずは真似から始めることです．鍼灸師A氏の【臨床脳】を自分の脳に移植する意気込みで，もう一度再読して，臨床推論の構造と流れとを理解・体得してください．

参考 2

臨床推論のポイント：片頭痛

　片頭痛は「繰り返す拍動性頭痛，嘔吐・嘔気を伴い，運動で悪化する頭痛」が症状の中心にあります．

片頭痛の診断基準[3]）
（1）同じような頭痛が今までに5回以上ある．
（2）頭痛が4時間以上続き72時間以内に沈静化する．
（3）痛みは以下の①～④のうち2項目を満たす．
　　①拍動性，②片側性で，③中等度～重度の痛み，④日常的な動作（歩行や階段昇降）により頭痛が悪化する，あるいは頭痛のために日常的な動作を避ける
（4）頭痛発作中に少なくとも以下の1項目を満たす
　　①悪心または/かつ嘔吐，②光過敏および音過敏

　疫学的には，20～40代の女性に多く認められます．10歳から20歳台に発症（1/4は小児期発症），90％は40歳までに発症，50歳以降の発症はきわめてまれといわれています．
　一方，鑑別としてあげていた緊張型頭痛は，日常的な動作では悪化せず，悪心などは伴わないことが普通です．実際には，多くのいわゆる「頭痛もち」患者さんは片頭痛と緊張型頭痛とが混ざった混合性頭痛です．

　本書ではわかりやすくするために片頭痛を中心に述べましたが，実際の臨床では，二次性頭痛を除外した後，その患者さんの頭痛の中に片頭痛が混ざっていないか，という視点で医療面接を進めることがもっとも実用的と思われます．

参考文献

1) 日本頭痛学会・国際頭痛分類委員会：国際頭痛分類第3版　beta版. 医学書院, 2014.
2) Sakai F, Igarashi H：Prevalence of migraine in Japanese：a nationwide survey. *Cephalalgia*. 1997；17（1）；15-22.
3) 日本神経学会・日本頭痛学会, 慢性頭痛の診療ガイドライン作成委員会：慢性頭痛の診療ガイドライン2013. 医学書院, 2013 0505. http://www.jhsnet.org/GUIDELINE/gl2013/gl2013_main.pdf
4) 真中信也：頭痛大学. 2018 0522. http://zutsuu-daigaku.my.coocan.jp/
5) 竹島多賀夫：頭痛治療薬の考え方, 使い方. 中外医学社, 2014.
6) Elizabeth W, Rebecca C, Paul B. 金城光代：めきめき上達する頭痛のみかた. メディカルサイエンスインターナショナル. 2016.

症例2　バイタルサインのチェックが鍵となる

某年7月某日の午前10時ころ，B鍼灸治療院に来院した患者さんです．

予診票より

> Nさん：38歳男性　0歳児と妻の3人家族　事務職
> 頭痛と嘔吐を訴えて来院した初診の患者さん

［Nさんは，赤ちゃんを抱いた奥さんに連れられて来院しました．待合室に入ってくる際も，ゆっくりとしか歩けないようで，だいぶつらそうです．左手で左側頭部を押さえるようなしぐさをしています．待合室から診療室には一人で歩いてきました．少し目が潤んで顔は少し紅潮しています．］

▶ さあ，医療面接が始まります．
　あなたは，B鍼灸治療院の診療室に同席していることを想定し，鍼灸師B氏とNさんとの対話をじっくり聞いてください．

ステップ1　情報収集による問題把握

医療面接

B　氏：こんにちは．鍼灸師のBと申します．Nさんですね．よろしくお願いします．
Nさん：…こんにちは．よろしくお願いします．
B　氏：だいぶおつらそうですね．今日はどうされましたか？　先に横になりますか？
Nさん：はい…，そうですね．そうさせていただきます．
　　　　［B氏は，とりあえずNさんをベッドに誘導し，横になってもらう．］

▶ B氏はベッドの横の椅子に腰かけ，Nさんと目線をそろえ，対話を続けます．
　B　氏：さて，今日はどのようなことで来られました？

Nさん：はい．実は，2日前から吐き気と頭痛がありまして…，吐いたのは昨日からです．昨日は10回くらい吐きました． ≪発症：O≫
B　氏：それはおつらかったですね．水は飲んでいますか？
Nさん：飲もうとしているのですが，飲むとすぐ吐いてしまいます．
B　氏：そうですか，困りましたね．下痢は…していませんか？
Nさん：していません．
B　氏：病院にはかかられましたか？ ≪受療行動≫
Nさん：はい，昨日夜中に救急外来に…．解熱剤と吐き気止めを出されました．今日は日曜なのでどこもあいていなくて，月曜に近くの内科を受診するように言われました．
B　氏：そうでしたか．吐き気止めは飲めましたか？
Nさん：飲もうとするのですが，飲んでもすぐ吐いてしまって，うまく体に入っていかないようなんです． ≪症状の性質・程度：Q≫
（間）
B　氏：それで…，この鍼灸院にいらしたのですか？
Nさん：はい…．いけなかったでしょうか？
B　氏：いえ，いえ，いけないことはありません…．ただ，鍼灸で治療するべきか…，もう一度救急外来に行くべきか，少し検査をさせていただきますね．
Nさん：はい…．なにしろ子どもがまだ小さいので，救急外来で長く待つこともしんどくて…．

　Nさんの鍼灸治療院への受診動機がはっきりしました．が，患者さんはかなりつらそうです．この時点で，本例の臨床推論は，"見逃してはいけない疾患・病態"かどうか，評価する必要があります．診断仮説によっては，鍼灸治療を行っている場合ではないかもしれません．

|解説・ヒント|

　病院の受診があるからと言って，ここで安心してはいけません．どんな医療機関でも1回の受診ではわからないことや，気が付かれないことがたくさんありま

す．経過を見ていても症状が改善しない場合や，危険な疾患を疑う場合など，再度病院への受診が必要となります．

臨床問題の要約

Nさん：38歳　男性

【主　訴】頭痛

【現病歴】2日前から悪心・嘔吐（10回以上）と頭痛．昨日夜中に救急外来に受診．解熱剤と吐き気止めを出されたが，嘔吐してしまいなかなか飲めない．

特徴ある情報1

38歳　男性

2日前から悪心・嘔吐を伴う頭痛．嘔吐のため内服不可

⇒これだけ情報が集まれば，診断仮説は立てられますね．

　Nさんの頭痛は，悪心・嘔吐を伴っています．

➤ B氏は，さらに症候の詳しい内容を知るために，OPQRSTを使って確かめていきます．

　B　氏：お辛いようですが，少しお話できますか？

　Nさん：どうぞ…．今は大丈夫ですから…．

　B　氏：では，もう一度お聞きしますが，頭痛は，いつからですか？

　　　　　　　　　　　　　　　　　　　　　　　　　≪発症：O≫

　Nさん：吐き気の数時間前からあったでしょうか…．

　B　氏：頭痛の起こった瞬間というものは思い起こせますか？

　　　　　　　　　　　　　　　　　　　　　　　　　→突発かどうか確認

　Nさん：いいえ，それほど瞬間的に起こった感じではありませんので…．

　B　氏：今までの経験の中で，最もひどい頭痛でしょうか？

　　　　　　　　　　　　　　　　　　　　　　　　　→最悪かどうか確認

　Nさん：そうですね，そう言われると，こんなに痛いことはあまりなかったと思います．

　B　氏：頭のどこが痛みますか？　　　　　≪部位・放散の有無：R≫

　Nさん：どこと言っても…全体的に痛みますが，後ろのほうがより強いでしょ

2 頭　痛／症例2　バイタルサインのチェックが鍵となる　　83

　　　　うか？
　　B　氏：痛みの程度は昨日と比べてひどくなっていますか？
　　　　　　　　　　　　　　　　　　　　　　→増悪かどうか確認
　　Nさん：そうですね，ひどくなっていると思います．今はただ寝込んでいた
　　　　　　い，という感じです．　　　　　　　　≪症状の時間経過：T≫

➤続けて随伴症状の有無を聞きます．
　　B　氏：頭以外に痛いところはありますか？
　　Nさん：4日くらい前から咽頭と左耳が痛みます．それから，熱が出ると少し
　　　　　　節々が痛いことがあります．
　　B　氏：左耳が赤くなっていますね．触ると痛みますか？
　　Nさん：ええ，痛みます．　　　　　　　　　　　≪随伴症状：S≫

⇒さて，ここまで収集できた情報を整理し，箇条書きにしてみます．
―あなたも，書き出してみてください．

ステップ 2　診断仮説の設定

　Nさんは，30代男性にしてはかなり倦怠感が強そうです．呼吸も速くなっています．パッと見て「つらそうだな」という印象は非常に大切です．重篤な疾患が隠れていることがしばしばあります．バイタルサインはその「つらさ」を客観的に示す物差しの一つとなります．

```
特徴ある情報2
特徴ある情報1 ＋
増悪傾向がある今までで最悪の頭痛．咽頭痛，発熱，耳痛を伴う
```

診断仮説1	○可能性の高い疾患・病態	○見逃してはいけない疾患・病態
	髄膜炎・脳炎	頭部血管障害による頭痛
	感冒	細菌性中耳炎
	急性胃腸炎	

　上記はB氏が，頭の中に書き出した項目です．

⇒さて，鍼灸師Ｂ氏が考え行動したこととは何でしょう．
―あなたも，真剣に考えてください．

|解説・ヒント|

　病態に対し，ちょっとでも不審に思うところがあったら，あるいは，推論の途中で症候の解釈に行き詰まるか，不明に思うところがあったら，迷わずにバイタルサインのチェックを行うことを忘れないでください．
　また，再診の患者さんにも，定期的にバイタルサインをチェックすることもお忘れなく．

➤Ｂ氏は，バイタルサインを確認します．

|医療面接|

Ｂ　氏：熱はいつからあるのですか？　ちょっと測ってみましょうね．
　　　　　　　　　　　　　　　　　　　　　　《バイタルサインの確認》
Ｎさん：はい…．

> バイタルサイン：体温 38.9℃　脈拍 102/分　血圧 106/78 mmHg　SpO_2 97%
> 　　　　　　　　呼吸数 30/分

Ｂ　氏：熱がありますね．周りに発熱している方はいらっしゃいましたか？
Ｎさん：5日ほど前に子どもが熱を出していました．
Ｂ　氏：お子さんが，そうですか…．Ｎさんは，咳や鼻水が出ることは…？
Ｎさん：いいえ，あまり気になりません．
Ｂ　氏：すみませんが，ちょっと診察させていただきたいんですが…．座れますか…？　つらくありませんか？
Ｎさん：いえ，大丈夫です．
　　　　（間）
Ｂ　氏：今まで大きな病気はありませんでしたか？　今飲んでいるお薬はありますか？
Ｎさん：いえ，これまでは入院することなどはありませんでした．定期的に飲んでいる薬もありません．

ステップ 3 診断仮説の順位づけ

特徴ある情報 3

特徴ある情報 1
　　　　　　　　＋
特徴ある情報 2

体温 38.9℃　脈拍 102/分　血圧 106/78 mmHg　SpO$_2$ 97%
呼吸数 30/分
5日前ごろ，家族に感冒症状があった．既往歴：特記事項なし

　もともと健康な 38 歳男性が発熱と嘔吐を繰り返す最悪の頭痛で来院しました．左耳痛と咽頭痛もあるようです．呼吸数と脈拍の上昇も認めます．

　頻度が多いのは，頭痛と発熱，咽頭痛で，感冒かもしれませんが，今までの人生で最悪で増悪している頭痛・繰り返す嘔吐があるNさんは，感冒と軽く考えてはいけません．呼吸数や脈拍の上昇，耳痛も通常の感冒では説明がつきません．また，冬季に多い急性胃腸炎は嘔気，嘔吐，水溶性下痢がそろっていないとはっきりと言えませんし，人生で最悪の増悪する頭痛もこれでは説明がつきません．

解説・ヒント

　このように，病歴と疾患の矛盾を見落とさないようにしながら，整合性が最も高い鑑別を考えていきます．発熱，耳痛から細菌性中耳炎は検討すべき疾患ですが，それだけでは人生で最悪の増悪する頭痛と嘔吐は説明がつきません．血管障害による頭痛の場合，突発性であることがよく言われますが，突発性ではないからと言って否定はできません．しかし，血管障害では発熱と咽頭痛，耳痛は説明しにくくなってきます．これらの疾患を頭の隅に置きながら，身体診察を進めます．

診断仮説 2	○可能性の高い疾患・病態	○見逃してはいけない疾患・病態
	①髄膜炎・脳炎	②細菌性中耳炎
	③感冒	④頭部血管障害による頭痛
	⑤急性胃腸炎	

ステップ 4 診断仮説の検証

➤B氏は，診断仮説を確証するために，身体診察に進みます．

医療面接

B 氏：私がするように，はやい速度で首を左右に振って*いただけますか？
Nさん：はい…．いやー…，できません．
　　　［首を振ろうとするが，すぐに顔をゆがめて首を止める．］
B 氏：では，顎を胸につけるように首を下に動かせるでしょうか？
　　　［Nさんは頚部後面を手で押さえ，顔をゆがめながら…］
Nさん：うーー，痛くてできません．
B 氏：どこが痛みますか？
Nさん：後頭部から首の後ろにかけて…，です．
B 氏：はい…，わかりました．ありがとうございます．どうぞ楽な姿勢でおやすみください．

⇒さて，鍼灸師B氏は，何を調べようとしたのでしょうか．
　［Nさんは，鍼灸師B氏の指示に従った姿勢が取れませんでした．］
—あなたは，この頚部の症状を，なんと説明しますか．

解説・ヒント

そうです．項部硬直です．髄膜刺激症状の一つとして現れる兆候です．項部硬直を伴い，頭痛，嘔吐，発熱があり，しかも咽頭痛，発熱，耳痛もあるようです．咽頭と耳，耳と頭蓋内はそれぞれ近接していますので，咽頭炎から中耳炎，中耳炎から髄膜炎となることがあります．

特に細菌性髄膜炎は死亡率が高い疾患で，救命できても後遺症が残ることもあります．かなり急いで病院再受診を勧める必要があります．

特徴ある情報4
特徴ある情報1
特徴ある情報2 ＋Jolt accentuation（JA）*陽性で項部硬直を伴う
特徴ある情報3

＊Jolt accentuation（JA）：はやい速度で首を左右に振り，頭痛が増悪すれば陽性．

B　氏：Nさん，ご家族にも少しお話を聞かせていただいてもいいですか．
Nさん：あ，はい．…どうぞ．
B　氏：奥様ですね．ご主人の様子について少しお話を聞かせていただけますか？
N夫人：はい，よろしくお願いします．
B　氏：ご主人のこの数日の様子なんですが，お具合は悪くなっていくようですか？
N夫人：そう…ですね．救急外来に行った後も頭痛や吐き気が治まらなくて，心配しています．
B　氏：熱が出る前からお仕事などでお疲れの様子はありましたか？
N夫人：ありました．勤務がきつかったのと，帰宅しても子どもの夜泣きがあり，睡眠が十分とれない日も多かったと思います．
B　氏：拝見すると…，ご主人には，ただのカゼの症状ではない症状があります．もう一度，病院に行く必要がありそうです．こちらからも症状を記載した情報提供書を用意しますので，すぐに救急外来に行かれることをお勧めします．
Nさん：ええ…はあー…．そうなんですか…．じゃあ，早速そうします．ありがとうございました．

ステップ 5　最終鑑別

　Nさんは，細菌性髄膜炎・急性中耳炎の診断で入院となり，抗生物質投与で治療され，合併症はなく治癒したと，後日，奥さんから電話で礼を述べられたということです．

　OPQRSTに沿って，「突発・最悪・増悪」の頭痛かどうか，を聞き出すことで，髄膜炎を疑うことができた症例です．髄膜炎の症状は急性の発熱，頭痛，嘔吐，項部硬直，意識障害などです．中耳炎から細菌性髄膜炎を併発したと考えられます．

　細菌性髄膜炎は緊急事態であり，救命のためには一刻も早く抗生物質の投与が必要となります．二次性頭痛の中でも特に注意が必要な疾患といえます．

鍼灸臨床における頭痛の臨床推論は，一次性頭痛か二次性頭痛かを鑑別することが，最大のポイントであることが分かりましたか．2症例から学ぶ，鍼灸臨床における「頭痛」に対する臨床推論のポイントを［**参考3**］として要約します．

参考文献
1) 国際頭痛分類　第3版　beta版．医学書院，2014．
2) 徳田安春：ジェネラリスト診療が上手になる本．カイ書林，
3) 五十嵐久佳，坂井文彦：緊張性頭痛の疫学調査．日本頭痛学会誌，1997；25（1）：17-19．
　　Sakai F, Igarashi H：Prevalence of migraine in Japan：a nationwide survey. *Cephalalgia*, 1997；17：15-22．
4) Elizabeth W, Rebecca C, Paul B. 金城光代：メキメキ上達する頭痛のみかた．メディカルサイエンスインターナショナル．2016．
5) 竹島多賀夫：迷わない！　見逃さない！　頭痛診療の極意．丸善，2014．

参考 3-①

臨床推論のポイント：頭痛

　実地臨床上では頭痛の臨床推論のポイントは次のように要約できます．しっかり覚えてください．
○　一次性頭痛：頭痛を起こす明らかな病因がなく，頭痛そのものが疾患であるもの．
○　二次性頭痛：頭痛の原因となる基礎疾患が認められるもの．

　二次性頭痛の疾患には，死の危険をはらむ疾患も含まれているため，まずそれらを見逃さないことです．その疾患とは，くも膜下出血，脳出血，髄膜炎，脳炎，などです．
　それらを見つけるためのキーワードが，［突発・最悪・増悪］なのです．

　そんな重い病気の患者さんが鍼灸治療院には来ないと思っているとすれば，それは大きな誤解です．実際には患者さん自身は，重症度にまったく気が付かずに来院されるものなのです．重篤な疾患の患者さんの中には，頭痛の程度がそれほど強くない場合もあるので，鍼灸治療院に来ないとは限りません．
　また，くも膜下出血の場合，脳の表面の血管が破れるので運動麻痺が出現しないことが圧倒的に多いのです．また，1回目の出血は，発症が突発でも痛みが一旦ひいてしまうこともあります．しかし，2回目の出血は，生命にかかわる危険なものです．ですから，最初の出血の時にしっかり鑑別して専門医療機関に緊急で送る必要があります．では，どう問いかけたらいいでしょうか．下記に具体例をいくつか示してみました．頭痛と聞いたら，とにかく「1. 発症は突発か，2. 痛みは最悪か，3. 増悪か」を聞くことです．

1. 頭痛が起こった時，何をしていましたか？

　症状出現から症状完成までが1分以内を「突発」と言います．患者さんには聞きなれない言葉です．「発症が突発でしたか？」と尋ねても答えにくいでしょう．しかし，「頭痛が起こった時，何をしていましたか？」という質問に

参考 3-②

対し,「頭が痛くなった時は野球中継のTVを見ていました．ちょうど○○選手がホームランを打った，あの瞬間でしたよ」と答えられたら，危ない頭痛の可能性がおおいにあります．頭痛に限らないことですが，血管が［詰まった，破れた，裂けた，捻れた］場合に，症状発症は突発となりやすいからです．

2. 今回の頭痛は今まで経験された頭痛で，最悪の痛みですか？

今まで経験した頭痛と同じかどうかも，大切なポイントです．「頭痛もちです」という患者さんでも，今までの頭痛と程度や性質が異なるときには，注意して質問することが必要です．「いつもの頭痛薬が効かない」，というのもひとつの重要なサインです．

3. 痛みはひどくなってきていますか？

ひどくなっていたら，原因である病変が大きくなっている可能性を示唆します．髄膜炎では細菌が増殖している，クモ膜下出血では出血が広がっている可能性を示唆します．

OPQRSTで痛みの詳細を聞く．

「頭痛を治療する能力は，医師の力量を測るのに最も良い」医聖ウィリアム・オスラー（1849-1919）の名言です．

頭痛は良く遭遇する疾患でありながら，命の危険をはらむこともある疾患であることがこの名言の中に含まれています．頭痛の診療は，医療者の医療面接の能力次第で結果が分かれます．患者さんの重要な情報を引き出せず，正しい診断に行きつかないことも多々あるからです．そのことが，その後の検査や治療法を大きく左右するだけに，頭痛にはOPQRSTにしたがって収集した情報を基に，臨床推論を行うことが非常に重要です．

"頻度の高い疾患・病態" と "見逃してはならない疾患・病態" の2つの軸から考える．

"頻度の高い疾患・病態" の臨床像をしっかりインプットしておくと，そ

参考 3-③

[参考表] 3　危険な二次性頭痛をうたがうのは？

1. 突発の頭痛
2. 今まで経験したことがない頭痛
3. いつもと様子の異なる頭痛
4. 頻度と痛さの程度とが増していく頭痛
5. 50歳以降に初発の頭痛
6. 神経脱落症状を有する頭痛
7. 癌や免疫不全の病態を有する患者さんの頭痛
8. 精神症状を有する患者さんの頭痛
9. 発熱・項部硬直・髄膜刺激症状を有する頭痛

の臨床像から外れた症状，もしくは矛盾する症状があれば，適切に気が付くことができます．生命の危機を考慮すべき危険な頭痛は，確実に鑑別しなければなりません．二次性頭痛を見逃さないために［参考表］3のようなポイントを挙げておきます．

薬物乱用頭痛

近年，薬剤の使用過多による頭痛，いわゆる薬物乱用頭痛（medication overuse headache）が増えています．一次性頭痛，特に片頭痛患者が急性期治療薬を乱用した場合に発症する連日起こる頭痛です．頭痛を恐れるあまり，鎮痛薬を過剰に服用することにより脳が頭痛を起こしやすくなった状況にあります．

　患者さんは，服薬している薬が原因で，頭痛が悪化している事実を正しく理解しておらず，頭痛が治らないとさらに市販薬や，処方箋薬を服薬する傾向にあります．漫然とした急性期治療薬の処方を避けると同時に，正しい服薬指導が重要となります．

　頭痛が1か月に15日以上存在し，3か月を超えて定期的に1か月に10〜15日以上の服薬を継続している場合，注意が必要です．鍼治療や漢方薬服薬が治療の選択肢の一つになることもあるのですが，難治症例もあることから頭痛治療に精通した医師への相談を検討してください．

3 めまい

　厚生労働省の平成28年国民生活基礎調査の有訴者率[1]によると，全有訴者の約7％がめまいという訴えを持っていることがわかります．このように身近なめまいですが，医療者泣かせであることも否めません．それは，めまいを訴える患者さんの中に，小脳梗塞など"見逃してはならない疾患・病態"の患者さんが隠れているからです．めまいの臨床推論では，その点の注意を怠ってはなりません．つまり，めまいが末梢性由来のものか，または中枢性由来のものかの鑑別が最大のポイントになります．

　「めまいがします」と患者さんに言われたら，あなたの【臨床脳】はどう働きますか？　あなたもQ鍼灸治療院の臨床現場に立ちあい，臨床推論の経験（擬似体験）を積んでください．

症例1　　　　地球が回る

予診票より

Kさん：45歳　女性　主婦
めまいを訴えて，夫に付き添われて来院した初診の患者さん

⇒まずは，医療面接です．

ステップ 1　情報収集による問題把握

医療面接

　Q　氏：こんにちは，鍼灸師のQです．今日はどうされましたか？

Kさん：めまいがつらくって．あっあー…
　　　［顔をこちらに向けるとすぐに手で顔を覆う．］
Q　氏：お辛そうですね．ベッドに移動しましょうか？
　　　　　　　　　　　　　　　《頭位変換でめまいが誘発》
Kさん：はい，…．お願いします．
Q　氏：予診票を拝見すると，今朝からということですが，昨夜まではめまいはなかったのですね．
Kさん：はい，今朝からです．　　《発症：O，起床時，突発性かな？》
Q　氏：起きる前からめまいがありましたか？
Kさん：いいえ，体を起こした後からです．
　　　　　　　　　　　《発症様式：O，体位変換は関係ありそうだ》
Q　氏：ここまでは歩いてこられたのですか？
Kさん：こわごわですが，何とか歩いてこられました．　《歩行は可能》

　めまいの臨床推論で大切なことは，めまいを起こしたときの状況を細かく尋ねることと，OPQRSTに沿った質問で医療面接を進めることです．

⇒ここで，上記のQ氏とKさんとの短い対話を再読し，そこから得られた情報を整理して，Kさんの臨床問題の要約（病歴づくりの作業）を始めてください．

臨床問題の要約
Kさん：45歳　女性
【主　訴】めまい
【現病歴】本日，起床時に体を起こしたときからめまい．自立歩行は可能．めまいは頭を動かすと生じる．

➤Q氏は質問を続けます．
Q　氏：ぐるぐるとあたりが回っていますか？
Kさん：はい，そうです．ぐるぐるっと，地球がぐるぐる…．そのあと気持ち悪くなって…．　　　　　　　《症状の性質・程度：Q》
Q　氏：それは大変お辛かったでしょうね．嘔吐はありましたか？

≪随伴症状：S≫

Kさん：気持ち悪さはありましたが，吐いてはいません．

Q　氏：めまいはじっとしていると治まりますか？　また，どのくらいの時間，めまいは続きますか？

Kさん：じっとしていると1〜2分くらいで治まります．でも，またすぐに頭を動かすと起こります．

Q　氏：頭を動かしてめまいが起こるまで，間がありますか？

Kさん：うーん，あるようなないような…．　　≪症状の性質・ひどさ：Q≫

Q　氏：耳の聞こえにくさや，耳鳴り，耳がつまった感じはありませんか？

Kさん：それもありませんね．　　　　　　　　　　　　　≪随伴症状：S≫

Q　氏：頭痛や首の痛みはありませんか？

Kさん：ありません．　　　　　　　　　　　　　　　　≪随伴症状：S≫

（間）

Q　氏：同じような症状が今まで起こったことはありませんか？

Kさん：そう…，20代に1回ありましたね．

Q　氏：いま感じているめまいは，その時のめまいと似ていますか？

Kさん：はい，そういえば，よく似ていますね．

Q　氏：では，その後はめまいはなかったのですか？

Kさん：はい．

Q　氏：最近かぜをひいたことはありませんでしたか？

Kさん：いいえ．

Q　氏：今までに何か病気をされたことはありますか？　また，日常的に内服されている薬はありますか？

Kさん：いいえ…．特にこれと言ってありません．

（間）

Q　氏：ご自分で歩けないとか，同じ方向に転んでしまうということはありませんか？

Kさん：いいえ．　　　　　　　　　　　　　　　　　　≪随伴症状：S≫

Q　氏：喫煙されていたことはありますか？　お酒は飲まれますか？

Kさん：いいえ．

特徴ある情報 1

45 歳　女性

本日起床時，臥床姿勢から体を起こした時に起こる回転性めまい

めまいは頭を動かすと生じる．歩行障害なし．自覚する聴力低下はない

20 代に同様の症状があった

既往歴：特記事項なし

ステップ 2　診断仮説の設定

　Q 氏の筋の通った医療面接によって，K さんのめまいに関する多くの情報が得られましたね．ここまでで得られた情報を整理してみましょう．

⇒抽出した医学情報を SQ に変換します．

SQ：45 歳　女性　頭位変換時に生じた回転性めまい　持続時間 1～2 分　歩行障害なし　聴力低下なし　頭痛なし　既往歴なし　喫煙歴なし

診断仮説 1	○可能性の高い疾患・病態	○見逃してはいけない疾患・病態
	BPPV（良性発作性頭位めまい症）	突発性難聴
	前庭神経炎	小脳梗塞　小脳出血
	メニエール病	Wallenberg 症候群（延髄外側梗塞）
		椎骨－脳底動脈循環不全

　医療面接によって把握する要点は，めまいが，中枢性由来か末梢性由来か，を鑑別するために必要な情報を収集することです．［参考 4］を参照．

ステップ 3　診断仮説の順位づけ

⇒診断仮説を順位づけし，評価していきます．

　神経症状，蝸牛症状，頭痛を伴わない基礎疾患のない 45 歳女性に起床の体動に伴って起こった回転性めまいです．持続時間は 1～2 分です．BPPV の疾病像と合致します．よって，次記の診断仮説 2 の通りに順位をつけていきます．

> 参考 4-①

臨床推論のポイント：めまい

中枢性は，脳の障害に起因するので，めまいに神経症候が伴います．
末梢性は，内耳由来であるので，めまいに神経症候は伴いません．

1. 中枢性めまい

　中枢性めまいでは随伴症状として，神経症候（意識障害・四肢/顔面の麻痺や感覚障害・構音障害・運動障害・運動失調・眼球運動障害等）があるかないかが鑑別の要点となります．神経所見として，歩行障害や立位不可，眼球運動障害，構音障害，顔面の運動感覚障害などが認められる場合には必ず中枢性めまいを疑い，緊急の受診が必要です．

　また，医療面接では，脳血管障害のリスクである，高血圧症，糖尿病，脂質異常症などの既往，ならびに喫煙・飲酒などの習癖の情報収集が必要です．

2. 末梢性めまい

　末梢性めまいの原因としてもっとも多い疾患は，良性発作性頭位眩暈症（BPPV）です．

　BPPV：頭位変換で数秒の潜時の後誘発される．持続は1分程度．そして蝸牛症状や神経局所症状を認めません．この疾患像をしっかりと【臨床脳】にいれておいてください．BPPVの特徴的な症状・所見を熟知していることは，実地臨床におけるめまいの鑑別（BPPVはめまい疾患の約40％）に有利に働きます．

　なお，BPPVのめまいの性状は回転性であることが多いのですが，性状が回転性かどうかは必ずしも患者さんが覚えていないことが分かってきています．[2)]

参考 4-②

したがって，性状を詳しく聞くことは大切ですが，BPPVのめまいとして，必要以上に回転性であることを過信することも，また，浮動性だからBPPVではないと判断することにも，注意が必要です．身体診察や随伴症状も合わせて検討しましょう．

他の末梢性めまいの鑑別には，めまいの持続が一つのポイントとなります．

メニエール病：数時間継続するめまいを繰り返し，蝸牛症状を認めます．
前庭神経炎：先行感染があり，1日目がめまい症状のピークで数日間継続しますが，症状は繰り返さず，蝸牛症状は認めません．
突発性難聴：耳鳴りと難聴が前面に出現し，めまいが伴うことがあります．早期のステロイド治療で聴力回復が可能となりますが，時期を逸すると聴力低下が残存してしまうこともありますので，早期の耳鼻科受診を勧めます．
PPPD（持続性知覚性姿勢誘発めまい）：最近国際学会で診断基準が定められました[8]．何らかの急性めまいに続発する慢性持続性のめまいです．

まれですが，めまいの患者さんの中には，小脳梗塞や延髄外側梗塞（Wallenberg症候群），椎骨―脳底動脈循環不全などの脳血管障害が含まれています．

診断仮説2	○可能性の高い疾患・病態	○見逃してはいけない疾患・病態
	① BPPV（良性発作性頭位めまい症）	小脳梗塞
	②前庭神経炎	Wallenberg症候群（延髄外側梗塞）
	③メニエール病	椎骨―脳底動脈循環不全

⇒しかし可能性を確証するためには，眼振を観察する診察が必要なのです．

ステップ 4　診断仮説の検証

　Dix-Hallpike法という検査法があり，この検査で眼振の方向性を観察することによってBPPVの裏づけとなる客観的情報が得られます．なお，この方法は，首を大きく動かしますので，頸椎疾患がある方には無理して行わないようにしてください．

　検査の結果，KさんにはBPPVでみられる水平性の一方向性眼振が観察されました．なお，この検査法は治療にも応用できますし，また，自宅で軽めまいの対策に使用できるEpley法という治療方法もあります．

　Dix-Hallpike法，Epley法ともに，診察法は成書に譲ります．実際の診察法は説明文より動画を見たほうが理解しやすく，かつ実際的なので，是非，YouTubeなどで検索することを薦めます．

ステップ 5　最終鑑別

➤Q氏は，Kさんのめまいは，良性発作性頭位眩暈症であることを告げ，「同様のめまいであれば心配はありませんが，もしもめまいと一緒に聴力低下や頭痛，歩行のおかしさなどが現れるようなら，医療機関で精査してもらいましょう．」と言い添えました．

症例2　　　　人生の　まさか

　くどいようですが，本症例も実際に存在した症例です．症例は，E鍼灸治療院の，地域に根差した医療活動の様相と，信頼度の高さとを伺い知ることができるエピソードでもあります．

[診療録より]

```
Oさん：55歳　男性　商事会社勤務営業職
E鍼灸治療院で，筋・筋膜性腰痛の加療中の患者さん
高血圧症，糖尿病，高脂血症で，内科通院・服薬している
```

[夜の9時過ぎ，鍼灸師E氏の居間の電話のベルが，けたたましく鳴りました．Oさんの夫人からでした．往診を頼むという，突然の依頼です．]
[内容は，夕方，主人が入浴中に突然，頭痛とめまいを起こし，めまいが強くて歩けないと言って，這って風呂場から出てきた．いまは横になっている…，というものでした．]

　以下に示すのは電話での応答です．

[電話での応答]

E　氏：もしもし…．
電話の相手：もしもし…，E先生ですか？
E　氏：はい，Eですが…．
　　　　[電話の相手はせき込んだ様子で…]
電話の相手：あ…，わたし，いつもご厄介になっている，Oの家内ですが…．
E　氏：あ…，Oさんの奥さん…，なにか御用ですか…．
O夫人：はい…，あの急なお願いなんですけど…，往診をお願いできないかと思いまして…，主人が入浴後から動けないんです…．
　　　　　　　　　　　　　　　　　　　　　　→突発性　≪発症：O≫
E　氏：えぇ…，それは…．で，入浴前は普段通りだったのですか？

O夫人：はい…，少し疲れているようでしたけど…，いつもどおりお風呂に入ったんですが…．
　　　　20分ほど前に大きな音がしたので行ってみたら，めまいがすると言って，裸で廊下を這って出てきたので，びっくりしちゃいまして…．　　　　　　　　　　　　　　　　　　　　　　≪随伴症状：S≫

E　氏：めまいがする…，そして歩けないのですね．それで…，いまもめまいが続いているようですか？　　　　≪症状の性質・程度：Q≫

O夫人：はい，めまいが強くて歩けないと言って…，頭痛もあるようです．いま，横になっています…．　　　　　　　　　　≪随伴症状：S≫

E　氏：頭痛もある…．で，いまお話はされていますか？　しゃべる様子はいつもと同じですか？

O夫人：はい．話はできます．でも，口の周りがしびれるって，言っています．　　　　　　　　　　　　　　　　　　　　　　　　≪随伴症状：S≫

E　氏：しびれがある！…，どうでしょう，水は飲めそうですか？　むせませんか？

O夫人：はい．飲めています．むせませんでした．
　　　　以前，低血糖でこんな症状があったので，また低血糖かと思って，先ほど数口ジュースを飲ませたのですが…，めまいは治っていません．
　　　　　　　　　　　　　　　　　　　　　　　　　　　　≪随伴症状：S≫

以上が1～2分間で行われた，E氏とOさんの妻との電話のやりとりです．

⇒もし，E氏があなただったら……，どうします？　どのような返答をするか，または行動するか，さあ，考えてください．

> ステップ1 情報収集による問題把握 → ステップ2 診断仮説の設定
→ ステップ3, 4

　鍼灸師E氏は，電話の内容からOさんの症候は，中枢性のめまい*，とくに脳血管疾患に伴うめまいを強く示唆する情報であると判断しました．

特徴ある情報
突発性（入浴中）であり《発症：O》
神経症状（顔面のしびれ，頭痛，立位歩行困難）を伴い《随伴症状：S》
めまいが持続している（20分以上）《症状の時間経過：T》

➤そして直ちに，次のように，Oさんの妻に告げました．

　E　氏：わかりました．お話によると，どうも脳血管障害による症状の可能性があります．鍼治療は後日のこととして，いまはできるだけ早く，病院で検査や処置をしてもらう必要があります．すぐ救急車を呼んでください．

　O夫人：えっー，あぁー…，そうなんですか…，そうなんですね．わかりました．はい，すぐ電話します．ありがとうございました．

> ステップ5　最終鑑別

　本症例のように，［ステップ1-2］の段階で，すでに［ステップ3-4］に進んでしまうことに気づくでしょう．さらには［ステップ5］の最終鑑別までをも示しています．

　Oさんの病態は，小脳梗塞でした．

---

* 中枢性のめまいを疑うヒント：めまいの随伴症状として以下の①〜⑤に当てはまる場合，中枢性めまいを疑う．そして速やかに専門医療機関へ紹介する．
　① 頭痛，構音障害，嚥下障害，複視，しびれ，麻痺，などの神経症状がある．
　② 体幹失調がある（歩けない，座位保持不可）．
　③ 50歳以上で初発のめまい（特に男性）である．
　④ 心血管性のリスクファクター（糖尿病，高血圧症，脂質異常症，喫煙習慣など）がある．
　⑤ 眼振（純垂直性，純回旋性の自発眼振など）がある．

Oさんは救急処置が奏功し，ほとんど後遺症を残さず現職に復職．E鍼灸治療院には月に2回ほど腰痛治療に通っているそうです．

　Oさんは後日，腰痛の治療を受けながら，E氏に次のように言っています．

「家内が，先生から『救急車を呼べ！』と言われたときは，瞬間，まさか　と思ったけれど，救急処置を受けなかったら，いま，こうして親子三人で食卓を囲めないと思うと，ありがたいこと…，本当に感謝してるわ」と．

　鍼灸師E氏によると，このとき腰の治療のため，腹臥位になったOさんは，顔をベッドに埋めたまま，もぐもぐと語ったそうです．

参考文献
 1) 平成28年国民生活基礎調査の有訴者率
    http://www.mhlw.go.jp/toukei/saikin/hw/k-tyosa/k-tyosa16/dl/06.pdf
 2) 塩尻俊明・ら：めまい診療に自信がもてる！．レジデントノート．羊土社，2016 vol.17, no.18：3330-3367.
 3) David E. Newman-Toker：Imprecision in Patient Reports of Dizziness Symptom Quality：A Cross-sectional Study Conducted in an Acute Care Setting. *Mayo Clin Proc*. 2007. Nov82（11）：1329-1340.
 4) 岩田健太郎：診断のゲシュタルトとデキュスタシオン．金芳堂，2013.
 5) 坪田雅仁：めまいを主訴として外来受診した中枢性めまい患者の検討．*Otol Jpn*. 2014.24（5）：792-797.
 6) 河村満：標準的神経治療：めまい．
    https://www.jsnt.gr.jp/guideline/memai.html．2011．日本神経治療学会．
 7) 金城光代・ら：ジェネラリストのための内科外来マニュアル．医学書院．2017．
 8) 堀井新：Barany Societyによる心因性めまいの新分類と持続性知覚性姿勢誘発めまい（PPPD）の診断基準．*Equilibrium Res*. 2017 vol.76（4）：316-322.

4 しびれ

この章ではしびれを訴える患者さんの臨床推論を考えてみましょう．

症例　　　　手をブラブラ振ると…

予診票より

Hさん：女性　47歳　事務職　2児の母　夫　51歳　健在
右手のしびれでM鍼灸治療院に来院した初診の患者さん
[歩行や姿勢に問題はなさそうです．]

ステップ 1　情報収集による問題把握

⇒医療面接で主訴を明確にし，OPQRSTを意識する．

医療面接

M　氏：こんにちは．治療を担当しますMです．Hさんですね．
Hさん：はい，よろしくお願いします．
M　氏：今日はどうなさいましたか？　　　　　　　《発症：O》
Hさん：3か月くらい前から右手が徐々にしびれるようになってきたんです．事務仕事をやっていて，パソコンを一日中使うのですが，仕事をしているとしびれがつらくなってきて困っているんです．
　　　　　　　　《症状の時間経過：T》，《増悪・緩解因子：P》

しびれを訴えている患者さんの場合，まずは，患者さんの訴えているしびれ

が，感覚障害としてのしびれを指しているかどうかを確認する必要があります．筋力低下や振戦などをしびれと訴えてくることもあり，逆にしびれを痛みとして訴えてくる患者さんもいます．腰痛のところでも説明しましたが，患者さんの言葉を適切な医療用語 SQ に変換する必要があります．

　感覚障害としてのしびれか否かを確認するためには，治療者側から具体的な例で質問していくと患者さんも答えやすくなります．

　　M　氏：しびれの感じは正座をしたときのようなビリビリした感じですか？
　　　　　　　　　　　　　　　　　　　　　　　　　《症状の性質・程度：Q》
　　Hさん：そうですね．似てはいるのですが，ビリビリではなくてピリピリする
　　　　　　感じです．

　どうやら，感覚障害としてのしびれと判断して良さそうです．
⇒次は，患者さんの言っている「手」がどこなのか，部位を確かめ，適切な SQ に変換しなくてはいけません．特にしびれの臨床推論では，しびれの部位を確認することが病態を鑑別する重要な手がかりとなります．

　　M　氏：右手のどのあたりがしびれるのですか？　《部位・放散の有無：R》
　　Hさん：右手全体がしびれるわけではなくて，親指と人差し指と中指の 3 本だ
　　　　　　けです．
　　M　氏：左手にはまったくしびれがありませんか？
　　Hさん：ありません．大丈夫です．
　　M　氏：では，口のまわりにしびれを感じることはありませんか？
　　　　　　　　　　　　　　　　　　　　　　　　　　　　　《随伴症状：S》
　　Hさん：それもありませんね．

⇒医療面接で得られた情報から，患者さんの臨床問題を要約します．

臨床問題の要約

Hさん：女性　47歳　事務職　2児の母

【主　訴】右手のしびれ

【現病歴】3か月くらい前から右手の親指と人差し指と中指の3本が徐々にピリピリしびれるようになり，パソコン仕事をしているとしびれがつらくなってくる．左手や口の周りにはしびれはない．

⇒鑑別診断に寄与すると考えられる医学情報を，上記の「臨床問題の要約」から抽出します．

⇒抽出した特徴ある医学情報を書き並べます．

特徴ある情報1

47歳　女性

3か月くらい前に右手の親指から中指にピリピリとしたしびれを発症

仕事でパソコンをよく使い，それによりしびれがつらくなる

左手や口の周りのしびれなし

⇒抽出した医学情報をSQに変換します．

SQ：47歳　女性　慢性　片側の第1指から第3指に限局したしびれ　動作で悪化

SQを基に患者さんの問題表象をまとめてみましょう．

問題表象【47歳女性，3か月前から片側（右側）の第1指から第3指に限局したしびれが発症し，手指の動作で悪化】

⇒臨床問題の把握ができたら，[ステップ2]に進みます．

ステップ2　診断仮説の設定

⇒SQの情報を基に，診断仮説をたてます．

　主訴の右手のしびれは3か月前から徐々に出現しているので，慢性発症ととらえることができます．また，パソコン操作で症状が出ていることから，仕事で手をよく使っていることと関連がありそうです．

　慢性発症のしびれは，突然発症や急性発症に比べ，緊急性の高い疾患の可能性

は低くなります．

　しびれは片側性です．さらに，右第1指から第3指のしびれに限局されました．片側性であることから，脊髄疾患や多発性神経障害，急性動脈閉塞症，過換気症候群，低Ca血症の可能性は低くなります．片側性のしびれは，脳血管障害の可能性があるので顔面部のしびれの有無を必ず確認しますが，年齢や顔面部のしびれがないことから脳血管障害も可能性は低そうです．が，ここまでの医療面接の情報だけで除外するのは危険なので，見逃してはいけない疾患に入れておきます．

➤M氏は，診断仮説を作成しました．

診断仮説　1	○可能性が高い疾患・病態	○見逃してはいけない疾患・病態
	頚椎症性神経根症 胸郭出口症候群 絞扼性末梢神経障害	脳血管障害

—あなたがたてた診断仮説と照合してください．合致していなかったら，合致しなかった理由を探ってください．

⇒次に診断仮説について可能性の高さを決める順位づけを行います．

ステップ 3　診断仮説の順位づけ

　患者さんの訴えるしびれの部位と頻度から，絞扼性末梢神経障害を上位に持っていきます．また，しびれの部位から考えると可能性はやや低いのですが，片側の手のしびれを訴える疾患として頚椎症性神経根症と胸郭出口症候群も現時点では外すことができないので下位に入れておきます．

診断仮説　2	○可能性が高い疾患・病態	○見逃してはいけない疾患・病態
	①絞扼性末梢神経障害 ②頚椎症性神経根症 ③胸郭出口症候群	①脳血管障害

—あなたがつけた順位と照合してください．合致していなかったら，合致しなかった理由を探ってください．

⇒診断仮説がそろい，順位づけもできたので，つぎは診断仮説の検証です．

ステップ 4　診断仮説の検証

➤M氏は，診断仮説の絞り込みをするために"重点的質問"をしていきます．

医療面接

M　氏：上を向いたり，首の動きと手のしびれは連動していませんか？
《増悪・緩解因子：P》

Hさん：うん…．していません．

M　氏：では，電車のつり革をつかまったり，洗濯物を干したり，腕を上に挙げている時に手のしびれが出てきたり，悪化することはありませんか？
《増悪・緩解因子：P》

Hさん：そうですね．それもありません．

⇒新しい情報を得たので，SQを用いてHさんの情報をまとめ直しましょう．

特徴ある情報2
特徴ある情報1 ＋ 首や肩の動きとしびれの連動なし

問題表象の表現を以下のようにまとめました．

　問題表象　【47歳女性，3か月前から片側（右側）の第1指から第3指に限局したしびれが発症，手指の動作で悪化し，頚部や肩関節の動作による変化なし】

　頚部の動きにより手指のしびれが変化する場合は，頚椎症の可能性が高くなります．肩の外転・外旋動作により手指のしびれが変化する場合は，胸郭出口症候群の可能性が高くなります．しかし，Hさんの症状はいずれも該当しませんでした．この段階で頚椎症性神経根症と胸郭出口症候群の可能性は低くなったと考えられます．

⇒次に絞扼性末梢神経障害について考えましょう．

　上肢の末梢神経障害としては，橈骨神経麻痺，尺骨神経麻痺（肘部管症候群，ギオン管症候群），正中神経麻痺（回内筋症候群，手根管症候群）の3つを鑑別します．

➤ M氏は，上肢の神経支配領域を念頭に置きながら，しびれの部位の確定に，質問を絞ります．

 M 氏：しびれは親指と人差し指と中指の 3 本だけで，薬指と小指はしびれがないんでしたね？ 《部位・放散の有無：R》

 Hさん：ええ，小指はまったくしびれがないんですが，でも，薬指は親指側だけしびれているような気がします．

 M 氏：薬指は親指側だけしびれる．そうですか…，手のひらや，手の甲はどうでしょうか？ 《部位・放散の有無：R》

 Hさん：気にしたことがないので，大丈夫だと思います．
   （間）

➤ M氏は，さらに"重点的質問"を重ねます．

 M 氏：パソコン作業以外でしびれがひどくなることがありますか？ 《増悪・緩解因子：P》

 Hさん：そうですね…．お料理をしたり，字を書いたり，手をよく使うとひどくなりますね．あと，夜寝ている時もしびれがひどくなってきます．

 M 氏：では，しびれがひどいときに，どんなことをすると良くなりますか？ 《増悪・緩解因子：P》

 Hさん：ひどいときは手をブラブラ振るんですね．そうすると良くなります．

⇒新しい情報を得たので，SQ を用いてHさんの情報をまとめ直しましょう．

```
特徴ある情報 3
 特徴ある情報 1
             ＋ 薬指の親指側のしびれ，しびれがひどいときは手を振ると改善
 特徴ある情報 2
```

問題表象の表現を以下のようにまとめました．

 問題表象 【47 歳女性，3 か月前から片側（右側）の第 1 指から第 4 指橈側に限局したしびれが発症，手指の動作や夜間に悪化し，手を振ると改善，頚部や肩関節の動作による変化なし】

しびれは，正中神経の支配領域に一致した領域に出ているようです．特に第 4 指の橈側にしびれがあり，尺側にしびれがない場合は，正中神経の単独障害と考

えられます．正中神経麻痺の可能性が高いようです．
　「夜間の悪化」と「手を振ると改善」（フリックサイン）は手根管症候群の特徴といわれています．

➤M氏は，検証の裏づけとなる身体診察を行います．

身体診察所見

　　○上腕二頭筋反射・上腕三頭筋反射は左右ともに正常．
　　○右第1指から第4指橈側にかけて知覚鈍麻あり．
　　○第4指尺側，第5指，手背，手掌の知覚障害なし．
　　　ファレンテスト陽性
　　　手根管チネルサイン陽性
　　　回内筋・ギオン管・肘部管のチネルサインはいずれも陰性
　　　短拇指外転筋の筋力減弱
　　　拇指球萎縮なし

　深部腱反射は，四肢の痛みやしびれを訴えている患者さんでは，神経障害の有無を確認するためにルーティンで行いましょう．腱反射の亢進は，中枢性神経障害（錐体路障害）を疑う所見です．腱反射の減弱・消失は，神経根障害や神経叢障害を疑う所見です．
　Hさんのしびれは，医療面接で中枢性神経障害の可能性は低いと判断しましたが，腱反射が正常であったことからも，やはり中枢性神経障害は除外して良さそうです．神経根障害や神経叢障害の可能性も低いと言えそうです．
　第1指から第4指橈側にかけての知覚鈍麻，短拇指外転筋の筋力低下から，正中神経の支配領域に症状があらわれています．ギオン管と肘部管のチネルサインが陰性であることからも，尺骨神経麻痺は除外していいでしょう．
　拇指球の萎縮はみられませんが，筋萎縮は神経障害がかなり進行しないと現れないので，神経障害の程度はそれほど重症ではないと判断できます．

ステップ 5 最終鑑別

➤M氏は，臨床推論の結果として，Hさんのしびれの原因は，手根管症候群と最終鑑別しました．しびれをきたす疾患[1]は，多種・多様です．[**参考5**]に臨床推論のポイントをまとめます．

参考文献
1) 北和也，徳田安春：今日読んで，明日からできる診断推論　しびれ．週刊日本医事新報，2013；4644：70-78.

参考 5-①

臨床推論のポイント：しびれ

しびれの臨床にあたって，まず次の3つに分類します．

① **緊急を要するしびれ**

脳血管障害，脳幹病変（多発性硬化症など），急性動脈閉塞症，コンパートメント症候群，脊髄・馬尾障害，ギラン・バレー症候群．

② **頻度の高いしびれ**

脊髄病変，頚椎症，脊柱管狭窄症など，神経根障害，椎間板ヘルニア，絞扼性神経障害，橈骨神経麻痺，正中神経麻痺，尺骨神経麻痺　外側大腿皮神経麻痺，腓骨神経麻痺，腓腹神経麻痺，胸郭出口症候群　糖尿病性・アルコール性多発神経炎，過換気症候群．

③ **見逃したくないしびれ**

多発神経炎，ビタミン B_1，B_6，B_{12} の各欠乏症，薬剤性末梢神経障害，中毒性末梢神経障害，傍腫瘍症候群，血管炎，HIV感染（急性/慢性炎症性脱髄性多発神経炎やサイトメガロウイルス神経炎など），ポルフィリン症，重症疾患多発ニューロパチー，低Ca血症，帯状疱疹，その他の皮膚病変，多発性硬化症，内臓疾患に伴う放散痛．

また，しびれにはパターンがあり[1,2]，鑑別に役立ちます．

① **顔面を含む半身→脳病変**

片側の感覚障害は，顔面を含んでいるか否かが重要となります．延髄や橋の病変では知覚解離がみられ，中脳から視床の病変では全感覚消失となります．

② **顔面を含まない半身→脊髄半側病変**

顔面の感覚障害を含む脊髄病変はありません．

③ **体幹のあるレベルより足側すべての障害→脊髄横断障害**

④ **宙吊り型→脊髄中心部病変**

⑤ **手袋靴下型→多発性神経炎**

参考 5-②

　原則として左右対称に足先から上行し，次いで両手に症状が出ます．しびれの境界ははっきりしません．初期では足のみの症状なので，脊髄病変の分布と類似するので脊髄病変との鑑別が重要になります．

⑥　**一肢のみ**

　多岐にわたり，詳細な医療面接や身体診察を要する場合が多い．

　デルマトームに一致している場合は神経根障害や神経叢障害が疑われ，限局した部位のみの場合は絞扼性末梢神経障害が疑われ，その他のパターンの場合は大脳病変や脊髄病変が疑われます．

⑦　**非対称性に末梢神経障害が2か所以上障害された場合**

　よくわからない多発性単神経炎の場合は，血管炎を疑いましょう．

　次に一肢のみのしびれの鑑別についてみてみます．

① **頚椎症性神経根症**

　片側の頚部痛（後頭部から肩甲骨周囲の痛み）で発症することが多い．その後，上肢痛や手指のしびれが出現してきます．指のしびれを訴えている場合，頚部痛が先行もしくは同時に生じていなければ，神経根症の可能性は低くなり，脊髄症や末梢神経障害を疑う必要があります．頚部の後屈で症状が再現し，分節性の筋力低下や感覚障害がみられます．身体診察ではジャクソンテストやスパーリングテストが陽性になります．

　頚部と上肢に痛みを訴える患者さんで，神経根障害を強く肯定する所見は，二頭筋反射の減弱，左右どちらかの腕の反射の減弱（二頭筋，腕橈骨筋，または三頭筋の反射），およびスパーリングテスト陽性です[3]．

　逆に神経根障害を否定する所見は，頚部の正常な回転（患側へ60度以上回転できる），および腕の筋力低下がないことです[3]．

　C5の神経根障害を最も正確に示唆するのは，肘の屈曲力の低下，C6の神経根障害は二頭筋反射と腕橈骨筋反射の減弱，拇指の感覚障害，手首の伸展力の低下，C7の神経根障害は肘の伸展力の低下，三頭筋反射の減弱です[3]．

参考 5-③

② 胸郭出口症候群

首が長く，なで肩の女性に多く，20〜30歳代に発症しやすい．上肢を挙上すると症状が出現します．腕神経叢の圧迫では，上肢のしびれやだるさが主症状となります．鎖骨下動脈の圧迫では，手の色が白っぽくなり，痛み，冷感が主症状となります．

③ 手根管症候群

外傷歴はなく，徐々に発症します．安静時にもしびれがあり，夜間に増強することが多い．症状は第1から3指のしびれと感覚障害で，特に第4指の橈側にのみ感覚障害があり，尺側に感覚障害がない場合は，神経根症ではなく手根管症候群の可能性が高い．進行すると拇指球の萎縮がみられます．身体診察では手根管チネルサインとファレンテストが陽性となります．

しかし，チネルサインやファレンテストは，手根管症候群と手の感覚異常をきたす他の疾患との鑑別には役立たないといわれています[4]．

④ 肘部管症候群

肘内側の違和感や不快感を訴えます．肘の屈曲により，第4指と第5指のしびれが出現し，進行すると，第5指と第4指尺側の感覚障害と運動障害も現れます．さらに進行すると鷲手となります．身体診察では，肘部管チネルサインとフローマン徴候が陽性となります．

[参考5] 文献

1) 北和也，德田安春：今日読んで，明日からできる診断推論　しびれ．週刊日本医事新報，2013；4644：70-78．
2) 塩尻俊明：シーン別神経診察　こんなときに診る・使う．日本医事新報社，2016，p116-137．
3) Steven McGee：マクギーの身体診察学．診断と治療社，2010，p524-539．
4) デヴィッド・L・サイメル，ドルモンド・レニー・編：論理的診察の技術　エビデンスに基づく診断のノウハウ．日経BP社，2010，p117-128．

5 関節痛

　鍼灸師ならば，筋肉痛，神経痛，関節痛の患者を一生かけて診ていくことになります．この章ではその内の一つ関節痛をとりあげます．

　この章の関節痛の臨床推論を順序だって学ぶことで，整形外科疾患を診る考え方，診察の手順や推論思考，また身体診察などのスタンダードな基礎が身につくように構成されています．

　関節痛・筋肉痛などの整形外科系の愁訴に対する臨床推論は，内科系の愁訴とは推論の過程で若干異なる点があり，触診が推論に寄与する率が高くなります．

1. 単関節痛

症例 1　　　　夜道に現れる妖怪

Nさん：看護師
　ボランティア活動のミーティング中は何の症状もなかった．ミーティングが終わった後で，急いで夜道を宿舎に帰った．帰宿後，急に足関節の痛みを覚え，数分後にはさらに痛みがひどくなった．

　Nさんの状態を見て，同じボランティア活動で同宿していた鍼灸師Kさんが対応しました．

[医療面接]

Kさん：どうしたのですか？
Nさん：何でもありません！
Kさん：何でもないって…，そうおしゃっても，相当痛そうではないですか？
　　　　［Nさんは，椅子から立ち上がろうとして，体重が右足にかかったと

たん…]
Nさん：イタタタ….
　　　[右足首を手で押さえて，また，座りこんでしまいました．]

⇒あなたはどう診断するでしょうか？
　多くの人が即，「足関節捻挫」と診断するに違いありません．まず間違いない鑑別診断でしょう．状況と経験から，ひらめきで診断するのは「直感的診断法」（スナップショット診断）と呼ばれています．（基礎編，p7）
　「ちょっとさっきまで，何の症状もない人が，夜道を歩いて戻って来たら，足首をさすりながら，痛がっていた．」と書き直してみれば素人でも推測がつくというものです．しかし，この症例をあえて，臨床推論の仮説演繹法で考えてみましょう．

ステップ 1　情報収集による問題把握

⇒今ある情報を臨床問題として要約します．

臨床問題の要約
Nさん：34歳　女性　看護師
震災ボランティア活動で，ミーティングが終わった後，電灯が消えて真っ暗な夜道を宿舎に向かって歩いている途中で，右足が痛くなり，びっこを引いてたどりついた．痛そうに右足首を手で押さえている．他の部位は今のところ痛くないという．

⇒OPQRSTで今ある情報を分析します．

- 発症：O　　　　　　→突発
- 増悪・緩解因子：P　→歩行時
- 症状の性質・程度：Q →歩行が困難，かなり痛む．
- 部位・放散の有無：R →右足首，他の部位は今のところ痛くない．
- 随伴症状：S　　　　→特にない．
- 症状の時間経過：T　→持続的な痛さ．

⇒抽出した医学情報を SQ に変換します．

SQ：34 歳　女性　急性　単関節痛

⇒問題表象として記述します．

問題表象　【34 歳　女性　突発性の右足関節痛　他の部位に痛みなし】

解説・ヒント

ここまでが［ステップ1：情報収集による問題把握］ですが，ここで関節痛を診るときの基本的な考えは次のとおりです．

① 関節痛は医療面接と簡単な身体診察で鑑別診断できることが多い．
② 関節痛を診るときは，大別して外傷性か関節炎（広義）かで考える．

すなわち，治療者はあらゆる関節痛に対して外傷性なのか，それとは違う疾患によって起こる関節の痛みであるかを，常に意識していなければなりません．

⇒この症例では，すぐに外傷性であって，さまざまな関節炎や関節症から由来した痛みではなく，即座に「足関節捻挫」と推論することができます．なぜでしょうか？

ほんの数分前に（突発），ひとつの足関節で起きた出来事だからです．

ここで【臨床脳】では，いくつかのキーワードによる鑑別ができています．そのキーワードとは「数日前であったら」「数か月前からの発症であったら」「1つの関節ではなかったら」「他に症状があったら」等などです．

これらのキーワードを使った臨床上の分類が，多くの経験と多くのデータを経て，関節痛を診る基本として次のように応用できています．

① 関節痛の鑑別は「急性」，「慢性」，「単関節」，「多関節」の4つの軸で考えることができる．
② 関節痛は「急性単関節」，「急性多関節」，「慢性単関節」，「慢性多関節」の4つに臨床的に分類できる．
③ 4つの分類における頻度順の上位3つを覚えると 90％の確率で鑑別診断が可能であると言われている．（図3「関節痛を診る4つの分類表」を参照）

ステップ 2 診断仮説の設定

　診断仮説を立てるとき，一般的には治療者が持つ経験と，教科書や論文の数々，恩師や先輩の教えなど，現時点までで学んできた自分だけのデータベース私個人の「疾患に関する整理ノート」から引っ張り出せる疾患名を想起します．

　今回学んでいる関節痛は違いますね．便利な「関節痛を診る4つの分類表」（図3）を使うことができます．初心者にはだんぜん早道です！　ちなみに先ほどあげた私個人の「疾患に関する整理ノート」は臨床推論の教育界では「疾患スクリプト」と呼んでいます．

⇒この症例の臨床的問題を明らかにした「問題表象」の記述を見てみましょう．

問題表象【34歳　女性　突発性の右足関節痛　他の部位に痛みなし】

　問題表象は34歳女性の「急性単関節炎」であることを端的に示しています．関節痛を診る4つの分類（図3）にあてはめてみると，急性の単関節炎ですと，外傷性，結晶性，感染性のいずれかがあてはまります．

　結晶性ならば痛風や偽痛風を，感染性ならば非淋菌性炎や淋菌性の初期を想起しなければなりません．

　外傷性の範疇にはオーバーユースやスポーツ障害も入ります．特に，これは整形外科疾患全般に言えることですが，過去の本格的なスポーツ経験も含むことを，治療者は忘れてはいけません．

関節痛の捉え方と上位3つの疾患

急性単関節痛	急性多関節痛
①外傷性関節痛 ②結晶性関節炎 ③感染性関節炎	①関節リウマチ ②全身性エリテマトーデス ③ウイルス性関節炎
慢性単関節痛	慢性多関節痛
①外傷性関節痛 ②変形性関節症 ③結核性関節炎	①変形性関節症 ②関節リウマチ ③脊椎関節炎 　（血清反応陰性関節炎）

図3　関節痛を診る4つの分類表

⇒ "頻度の高い疾患・病態" と "見逃してはいけない疾患・病態" の2つの軸で考えます．

"頻度の高い疾患・病態" と "見逃してはいけない疾患・病態" の2つの軸は現代の上工（腕が良い）治療家ならばいつも持っていたいものです．

一見して簡単だと思われる疾患でも，また直感的診断法（スナップショット診断）の時でも，必ず "もう一つの診断仮説" を挙げる臨床習慣をつけましょう．
—あなたは，本症例の場合，足関節捻挫のほかに対抗する疾患名をあげられますか？

⇒本症例の診断仮説を立てます．

診断仮説	○可能性の高い疾患・病態	○見逃してはいけない疾患・病態
	足関節捻挫	足関節脱臼骨折

［望診をすると，ジーパンの裾が泥まみれの状態でした．］
Kさん：東北のかまいたちにやられたのかなー．
Nさん：いいえ，そんなこと…．電話しながら歩いていたら，そこの側溝に落ちちゃったんです．

ステップ3　診断仮説の順位づけ

本症例は［ステップ3］を省略できますので，次のステップに進みます．

ステップ4　診断仮説の検証

右足関節捻挫の診断が濃厚です．しかし，足関節脱臼骨折の可能性もあります．災害ボランティアに来ており，夜も遅くなり，医療資源も乏しいなか，医療者は患者とあなたしかいません．とりあえずの判断をしなくてはいけません．
—あなたならばどう判断しますか？

腫れの程度や内出血の様子である程度の予測はできますが，ケースがまちまちでベテランでないと間違います．（ベテランも間違えます）．

> 解説・ヒント

関節捻挫と骨折の見分け方の基本を示します．
① 叩打痛の有無は骨折の見わけに大切な身体所見です．もちろん，捻挫した箇所は叩打痛がありますが，周囲の骨を叩打しても痛みはないものです．試みに反対側の同位置と比べてみて下さい．
② 軸圧痛があれば骨折の疑いがあります．足関節の場合は歩けるときは足関節捻挫が多く，足関節脱臼骨折は足をついて歩けないのがほとんどです．

> ステップ 5 最終鑑別

Nさんは歩いて宿舎に戻っています．本症例は足関節捻挫です．

症例2　思いつく原因はないけれど…

　鍼灸治療院で来院数が多い関節痛に対する臨床推論を，今度はカンファランス形式で解説していきます．このカンファランスには，学習熱心な研修1年目の鍼灸師H君と，あなたにも参加してもらいます．
　実際の臨床では，患者さんが最初に訴える限られたわずかな情報だけで，病態を推測する道筋を考えなければなりません．次の一手は何か？　限られた情報をもとに医療者の思考はどのように展開していくのでしょうか？
―あなたも一緒に考えてください．

> 予診票より

Uさん：70歳　男性　会社員
右拇指が痛むという訴えで，W鍼灸治療院に来院した新患患者さん
ご本人は，思い当たるふしがない．他に痛むところはないと言っている

⇒鍼灸師W氏は，どのように推論をはじめたら良いかを，H君と，あなたに問いかけます．

H君はすぐには答えられず戸惑っています．あなたはどうですか？　答えが出ましたか．

⇒こういう時は本書で再三紹介しているOPQRSTを思い出してください．

（ステップ 1）　情報収集による問題把握

⇒W氏は次のように始めました．

医療面接

W　氏：おつらそうですね．痛みはいつから始まりましたか．ここへ来られるまでの経過をお聞かせくださるとありがたいんですが．
Uさん：とにかく右手ですからね．何をするにも不自由なんです．
　　　　　　　　　　　　　　　　　　　　　　《症状の性質・程度：Q》
　　　　そうですね，痛みに気がついてから，そろそろ1か月以上たっているでしょうか．　　　　　　　　　　　　　　　　　《発症：O》
　　　　だんだん痛むものですから．　　　　《症状の時間経過：T》
　　　　家内が近所の人から聞いて，鍼治療が良いと言うので伺ったわけです．
W　氏：予診票にはほかに痛むところがないとありますが，他に痛む関節はありませんか？
Uさん：ええ，親指だけなんです．　　　　　《部位・放散の有無：R》
W　氏：どのようなときに痛みますか？　使ったときだけですか？
Uさん：ええ，使えば痛むので，不便でなりません．
W　氏：動かさなければ痛くないのですね？
Uさん：はい．

簡単なやりとりですが，すでにこの対話の中には大切な情報の提供がありますね．

カンファランス

➤W氏はH君に，上記の対話でキーワードとOPQRSTに該当すると思われる部

分について，それぞれの臨床的な解釈をするように指示しました．
——あなたも同様に指示に従って考えてください．

　関節痛の臨床推論は，罹患部位を医学的に適確に同定しないと，以後の思考の道筋は成り立ちません．Uさんとのやりとりだけで，主訴の部位は決まったと言えるでしょうか？
　実はこれだけでは痛む部位は特定されていないのです．Uさんは「親指が痛む」と言って来院していますが，本当に他に痛む「関節」はないのかどうか，また，訴えている親指の痛みは親指のどの辺なのか，はっきりしていません．
➤W氏はH君に，さらに尋ねます．
　W　氏：では，罹患部位を明らかにするためには，どうすればよいでしょうか？
　H　君：…えーと…，痛む場所を触って確かめる…．
　W　氏：その通り！　よくわかりましたね．当たり前のことですが，触って確かめることです．よく覚えておいてください．
　　　　　［つまり関節痛に対する臨床推論の最初のステップは身体診察といえそうです．］

解説・ヒント

　関節痛の鑑別診断は触診が基本です．整形外科疾患一般にいえることですが，触診ができなければ鑑別診断はできないといっても，過言ではありません．
　真の関節痛であれば，押圧により関節裂隙の痛みは必発．よって，関節裂隙に沿って圧痛があることを確認します．関節に付着する腱の痛みであれば，腱の付着部に必ず押圧による痛みがあり，さらに腱に沿った圧痛も確認される場合があります．
　筋肉痛ならば，当該の筋緊張や腫脹が認められるほかに，筋肉中に圧痛が検出される場合もあります．

⇒でも，身体診察をする前に，患者さん自身に痛む所はどこか，ということをもう一度はっきり確かめておく必要があります．

W　氏：患者さんに痛む所をはっきり確かめておくにはどうしたらよいでしょうか？　H君….

［H君はしばらく考えていましたが，W氏に代わってUさんに，こんな質問をしました.］

H　君：Uさん，すみませんが，左の人差し指1本で，右の親指のどこが痛いかを指してください？

［それに応えてUさんは，右拇指の第1関節（IP）あたりを指し示してくれました.］

W　氏：そうですね．大変良い質問です．

⇒さあ，これでほぼ痛む部位が特定されましたが，次に痛みは第1関節（IP）自体のものなのか，関節周囲組織のものなのかを同定しないと先へ進めません．そこでいよいよ身体診察の出番になります．

|解説・ヒント|

まず関節内なのか関節外かを見極めます．関節を構成する組織には，骨，関節軟骨，滑膜，半月板，関節包，筋肉，滑液包，腱，靱帯，神経，血管，関節液，脂肪体があげられます．これらのどこに，痛みの責任病巣があるかを同定しなくてはなりません．

つぎに，その痛みはどこから来ているか考えます．

➤Uさんの右拇指痛は関節内の痛みなのか，関節外の痛みなのかを鑑別しなくてはいけない段階になりました．

臨床的に痛みの由来を大きく分けると下記の様になります．

関節の痛みは，①関節内か，関節外か，②関節外であれば関節周囲組織か，③関節部以外の組織か，④関連痛もしくは放散痛か，⑤心因性かどうか，について鑑別します．

➤W氏はUさんに，次のような身体診察を始めました．

W氏の拇指と示指で，UさんのIP関節裂隙を左右真横から押さえます．また同様に上下からIP関節裂隙を押さえます．左右上下共に痛ければ関節内の痛み

の可能性が高くなります．

　関節を左右真横から押さえても痛みがなく，上下からIP関節裂隙を押さえたときのみ痛いのであれば，屈筋腱や伸筋腱の痛みを推測します．

　大きな関節の場合は関節裂隙に沿って圧痛を丁寧に確かめていきますが，小さな関節の場合は，関節裂隙を細かくみていくのは難しいので，大雑把に関節裂隙を把握します．

　なお，関節リウマチ時の小関節の場合は，この方法ですばやく全指の関節を診察していきます．

W　氏：あぁ，大体わかりました．ですが，念のため関節をまたがる上下の腱にも痛みがあるかないか，調べさせてください．押してみますので，痛むかどうか教えて下さい．

➤鍼灸師W氏は丁寧に診察を続けます．Uさんの手指に触れながら，左右差があるかどうかの視診を続けます．

【解説・ヒント】

　関節の視診で大切なポイントは形状の左右差です．じっくり左右の同じ場所を確かめ見比べますが，要点は2つです．

　1つ目は，片側がその人の正常な形態（健側）である場合は，患側の異常をすばやく発見できます．

　2つ目は，反対側にも異常所見があり，左右対称性に症状が出ているかを見極めます．ただし，大関節とは違って，手指のような小関節の「対称性」は，厳密な対称ではなくてもよく，手全体のなかで同様な関節症状があるかを診ていきます．

　例えば，右手の第2指PIP関節が痛い人が，左手の第3指MPも腫れていたら両側性と言えます．同じ指や関節でなくてもよいのです．

　腫脹，水腫，発赤があるかどうか，同時に触れている術者の手で熱感があるかどうかをも診ていきます．そして軽く圧しながら，関節裂隙以外にも圧痛があるかどうかを確かめます．

身体診察所見

Uさんの右拇指は，IP関節裂隙の圧痛が，左右からと上下からと両方向性であり，どうやら関節性の痛みのようです．発赤，熱感，腫脹などは認められませんでした．また，左右対称に症状はなく，片側性でした．対称性であるならば，関節リウマチ，膠原病を考える必要があります．

▶このタイミングでW氏はH君に，診断推論の次のステップに進むよう促します．

W　氏：いま，仮説演繹法のどの段階であるか分かりますか？
H　君：最初の［ステップ1：情報収集による問題把握］のところです．
W　氏：それでは，問題把握ができたかどうか，Uさんの特徴ある情報を書いてみてください．

H君は特徴ある情報を下記のように要約しました．

特徴ある情報
70歳　男性　会社員
右手IP関節痛　1か月以上前からいつの間にかに発症
発熱・熱感・腫脹なし，安静時痛なし
他の部位は痛くない　思い当たるふしなし

ここで「会社員」を入れたのは，70歳でも働いているという事実は，臨床推論では大事な情報だからです．

⇒さらにSQに転換してみましょう．

SQ：70歳　男性　慢性　単関節痛

「いつの間にか」の発症は急性発症ではなく，慢性発症ととらえます．さらに，問題表象を下記に書きました．

　問題表象　【70歳男性，受傷機転のあいまいな右慢性拇指IP関節痛，安静時痛なし，日常生活に差し障る疼痛は軽度】

さあ，この患者の問題表象を見て，H君がどれだけの診断仮説（疾患名や病態名）があげられるかです．
➤W氏は，あなたもどうぞ　と，目線で指示を送っています．
⇒［ステップ2］に一緒に進みましょう．

ステップ 2　診断仮説の設定

H君の診断仮説	①外傷性関節痛
	②オーバーユースによる関節痛
	③変形性関節症

　卒後1年目のH君としては上出来です．H君が想起した3つは"頻度が高い疾患・病態"の軸です．

W　氏：3つも挙げられたのは素晴らしいことですが，もう一つの軸"見逃してはいけない疾患・病態"をあげてみましょう．
H　君：う〜ん，わかりません．
W　氏：結晶性関節炎（痛風，偽痛風）や結核性関節炎があげられると良いのですが！
　　　これは上級者にならないと無理かもしれません．

　確かに，患者Uさんの年齢からは考慮しなくてはいけませんが，炎症症状はなく，結晶性関節炎や結核性関節炎にしては症状は軽いので，除外してよろしいかと思います．ただし，治療者の【臨床脳】の中には入っていなければいけません．

ステップ 3　診断仮説の順位づけ

　ここでH君は，仮説順位づけと仮説検証のために，必要な情報が足りないことに気づきました．さっそく直接患者Uさんに尋ねていきます．閉鎖型質問で迫っていきました．

[医療面接]

H　君：ところで，親指の痛みの原因…，例えば，突き指をしたとか，ぶつけたとか，何か心当たりはおありですか？

Uさん：別に…，心当たりはないんですが….

H　君：右親指を使い過ぎたとか，ありませんか？

Uさん：べつに…，ありませんねー….

H　君：あぁ，そうですか．わかりました．

(ステップ 4)　診断仮説の検証

H君の閉鎖型質問で，仮説の順位づけと仮説の検証が一度にできました．順位①の外傷性関節痛も，順位②のオーバーユースによる関節痛も否定されました．

(ステップ 5)　最終鑑別

残った変形性関節症が最終鑑別です．

ここで，症例1で学んだ「関節痛を診る4つの分類表」（図3）を見てみましょう．慢性単関節痛であるならば，①外傷性関節痛，②変形性関節症，③結核性関節炎です．この①外傷性関節痛と②変形性関節症は治療院や医療施設の規模，また地域によって，順位が入れ違っても構いません．また外傷性関節痛はオーバーユースも含みます．

さて，この患者さんは発症してから1か月ぐらいしか経ていませんでした．急性から慢性の移行期である亜急性期という見方もできます．

急性単関節痛であるならば，①外傷性関節痛，②結晶性関節炎，③感染性関節炎が挙げられます．"見逃してはいけない疾患・病態"として結核性関節炎や結晶性関節炎を考えている理由です．

症例3　　　無理は承知で授業に出席

　実際の臨床では，通常は問題を文字化しないで，もっぱら頭のなかで思考しています．その思考回路を分析して誰にでも理解できるように開示したのが臨床推論です．この症例では，臨床家の頭のなかに入って行き症例を診て行きます．臨床家の思考の流れに着目してください．特に，診断を絞る時に便利なSQの使い方を覚えてください．

　あなたも，より臨床現場に近い状況で【臨床脳】を鍛えて下さい．もちろん，これも実話です．

Eさん：40歳　女性　鍼灸専門学校3年生　主婦
【主　訴】　左足部関節痛
【現病歴】　前月末に国家試験が終わった後，どっと疲れが出た．以降，倦怠感が持続している．
1週間ほど前から左足部に痛みがある．特に思い当たる外傷はない．
歩行時痛が強く，夜間痛もある．徐々に赤く腫れてきた．
学校の付属鍼灸治療所で鍼灸治療を受けているが，症状は改善しない．
3月初旬某日，授業の終わりにG教員に相談した．

[Eさんは脚を引きずって歩いていました．かなり痛そうで，休み休み近づいてきました．]

　相談を受けたG教員は，Eさんの左足部を診て，Eさんと交わした対話です．

医療面接

G教員：よく授業に出てこられたね．
Eさん：たいした病気ではないと思っていましたし，足に関する授業だったから，何とか聴講しなくてはと思い…，でて来ました．
　　　　[G教員が患部を観察すると，左足背部が赤く腫れ，触れると熱感がある．]
G教員：無理してはいけないね．それに，お灸をしたそうだが，お灸はもちろんのこと，鍼治療も適応ではないよ．ところで何か大きな病気を持っ

ているかな？
Eさん：いいえ，特にありません．
G教員：糖尿病はありませんか？
Eさん：ないと思います．
G教員：ぶつけたり，転んだりしていませんか？
Eさん：いいえ，そんなことはありません．

　　　　［バイタルサインは教室での診察だったために診られなかったが，脈診では数脈．悪寒はないというが，多少，頬は火照って見えた．］

G教員が，患部の所見と経過とを聞いたこの段階で下した判断は，以下のようでした．

G教員：救急車まで呼ぶ必要はないが，今すぐにタクシーで病院へ行きなさい．
⇒どうしてG教員は，「救急車を呼んでも良い」と判断する程度の疾患と考えたのでしょうか？

この章ではG教員の【臨床脳】は，どう判断したのかを分析するため，G教員が行った仮説演繹法の軌跡をたどってみることにします．

ステップ 1　情報収集による問題把握

それでは，G教員の脳の動きの軌跡を①〜⑥で示します．
① 歩行の確認：疼痛性間欠跛行
② 患部の確認：左足関節にかなりの腫脹，発赤の程度も強い．
③ 患部の触診：熱感がある．
　　→足関節にかなり強度の炎症症状がおきている
④ 発症：O；急性で，この1週間で少しずつであるが増悪している．
⑤ これといった原因はないのに夜間痛がある．
　　→原因不明の夜間痛をともなう急性単関節炎である
⑥ 中年女性である．倦怠感がひどい．
　　→中年女性の原因不明の夜間痛をともなう急性単関節炎である．倦怠感

がある．(**問題表象**)

　このようにしてG教員の【臨床脳】に学生Eさんの「問題表象」が出来上がってきました．臨床推論の訓練をしている医療者は，情報収集の作業と同時に，SQも生成しており，すでに【臨床脳】に下記のように格納されているのが普通です．

SQ：40歳女性　急性　単関節炎　夜間痛　倦怠感

ステップ 2〜4　診断仮説の設定

▶さらに，G教員の【臨床脳】の動きを見てみましょう．
① 急性単関節炎で多く遭遇する順に想起する．
　　→外傷性　結晶性　感染性
② 外傷の有無を確認する．
　　→思い当たらないので，外傷性は否定する．
③ 推論に使っていない他のSQを吟味する．
　・年齢・性別を吟味する．
　　→中年女性に多く日常よく遭遇するのは偽痛風である．(**結晶性**)
④ 重症度，緊急度を評価する
　・所見の異常さ，ひどさから考える．
　　→絶対見落としてはいけないのは感染性である．
⑤ 残っているSQを吟味する
　・夜間痛
　　→痛みが過酷であること．
　　→肩関節以外の関節では起こってはいけない．あれば，整形外科疾患以外も考えなくてはいけないサイン．
　・倦怠感
　　→普通の関節痛には随伴症状とならない．全身症状である．

ステップ 5　最終鑑別

▶G教員は，この症例は，以上の思考軌跡をたどった結果，化膿性関節炎（感染

性関節炎)＊にほぼ間違いと判断しました．

> 解説・ヒント

　急性単関節炎を診たら，外傷性，結晶性，感染性の３つはこの頻度順に必ず想起してください．発症のきっかけに，思い当たる節がなければ外傷性ははずし，感染性か結晶性のどちらかであると推論します．

　夜間痛のみであれば，感染性と結晶性の両方が考えられます．結晶性ならば，倦怠感が強い症候はあまりありません．夜間痛と倦怠感をあわせると，感染性の危険性がより増大します．緊急度の過大評価（オーバートリアージ）を恐れずに，救急対応を怠ってはなりません．

　本症例では，［ステップ２：診断仮説の設定］段階での思考にすでに［ステップ３：診断仮説の順位づけ］が含まれていることに気づくでしょう．さらには最終［ステップ５：最終鑑別］までを示している症例です．

　さて，本症例はいたずらに鍼灸治療をしてはいけません．できるだけ早く病院の感染症専門外来へ送らなければならない症例です．

　化膿性関節炎は治療が遅れると，数日から甚しければ数時間単位で関節破壊が起こり，その後の生活に著しい影響を与えます．最悪は，敗血症に進んで生命の危機に至ります．鍼灸治療に固執するあまり，あやうく患者を不幸にしてしまう症例でした．

　案の定，この症例は感染性関節炎と救急外来で診断されました．本症例は，家庭を抱えた主婦が鍼灸師になろうと奮闘して，国家試験を乗り越えた矢先に免疫力が著しく低下したという，「個人的環境」でのなかで起きた疾病，「感染性関節炎」でした．

＊**感染性関節炎**：臨床的には淋菌性と非淋菌性に分けて考えます．非淋菌性は，高齢者や免疫不全者に見られます．この症例は長期間の学生生活と主婦との両立生活と，国家試験直前の消耗で免疫力が著しく落ちていたのでしょう．大きな病気の有無や糖尿病を尋ねたのもそのためです．

2. 多関節痛

　関節痛を主訴として鍼灸治療院に来院する患者さんは，単関節痛が多いのですが，多関節痛の患者さんも引けを取らず来院されます．多関節痛をどのように診て臨床推論を展開するか，まずは，主訴や最初に得た医療情報を挙げてから，一緒に順を追って推論を進めていきましょう．

　これまでの思考経路と多少異なるところもありますが，基調は仮説演繹法であることを理解・念頭に置きながら精読してください．

　多関節痛といっても，関節の診察方法は単関節痛時と基本的には同じです．しかし，単関節痛を診るときとは，鑑別のために想起しておかなくてはならない疾患の種類は，明らかに違ってきます．そのために医療面接でも患者さんとの対話内容が変わります．

　単関節痛時とどのように違うのか，その点に着目しながら症例を追体験してください．

症例 4　フラダンスの大会に出たい

予診票より

> Dさん：42歳　女性　会社員　独身
> 左膝痛を訴えて，Y鍼灸治療院に来院した新患の患者さん
> 【現病歴】　12日前に，特にきっかけなく左膝痛が生じ，その後，膝関節は腫れだし，熱っぽい．
> 発症3日目に○○整形外科でX線撮影を行うも，「骨に問題はない」と指摘される．
> 7日目頃から更に症状は増悪している．歩き初めと，歩行中に疼痛がありとても辛い．夜間痛なし．膝崩れなし．
> 【既往歴】　特にない．

ステップ1　情報収集による問題把握

⇒それではDさんの現病歴をOPQRSTで分析し，SQに転換してみましょう．

OPQRST 1

・発症様式：O	→急性
・増悪・緩解因子：P	→歩行時
・症状の性質・程度：Q	→腫脹・発赤，歩行開始時および歩行中にかなり痛む
・部位・放散の有無：R	→左膝
・症状の時間経過：T	→増悪傾向

　Dさんの初期情報だけで判断すると，SQからとりあえず「急性単関節痛」が想起できそうです．「急性単関節痛」であるならば，図3で見てきたとおり，以下を想起します．
①外傷性関節痛（オーバーユース・スポーツ障害を含む），②結晶性関節炎，③感染性関節炎．

⇒では，この時点で「急性単関節痛」と想起した診断仮説に妥当性があるかどうか，特徴ある情報に書き改め，さらにそこから鑑別に寄与する情報を絞ってSQをまとめて，考察してみましょう．

特徴ある情報 1
42歳　女性
12日前から発症した左膝関節痛，熱感・腫脹・疼痛あり
7日前X線で骨に異常なしと診断．歩行開始時痛，歩行時痛あり
増悪傾向である．膝崩れなし，夜間痛なし

SQ：42歳　女性　急性　左膝関節痛　熱感・腫脹・疼痛　増悪

⇒Dさんについて，急性単関節痛の診断仮説に対する考察：
① 外傷性関節痛→否定的．特にきっかけはないと言うので…．
② 結晶性関節炎→偽痛風は疑える．女性であるので…．
③ 感染性関節炎→否定できない．体温の測定を．

ところが，鍼灸師Y氏が，Dさんの下肢を見てみると，両側前脛骨筋前面の皮膚に発赤がみられたのです（図4）．

皮膚の変化と膝痛とは関係ないし，痒みもないのでたいしたことはないと自己

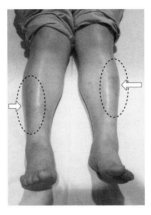

図4　両下肢前面に皮膚紅斑がみられる（矢印）

判断をして，医療者に申し出ない患者さんが，しばしばあるので注意が必要です．また，医療者も，往々にして皮膚病変を見逃す傾向があります．
　さらに，Dさんには，その両側の皮膚発赤部位に触れてみると他の部位よりも熱さが感じられました．
　1．単関節痛 症例2で示したように，左右同じ部位を順番に比べて視診することが大切であることはいうまでもありません．
　よく診ると，Dさんの右膝も少し腫脹しているではありませんか．さらに，Y氏は，両手で右膝を包んでしばらくそのままにして置くと，奥からじわーと熱感があがってきました．どうやら微かに熱がありそうです（図4）．
　これらは，注意深い診察でないと見落としてしまうぐらいの膝の「腫脹」と「熱感」です．明らかに腫脹，発赤していれば視診でもわかり，ちょっと触れるだけでも熱を感じ取ることはできます．問題は熱が潜伏しているケースです．
　この場合は，膝を両手で包むようにして，しばらく当てていると，じわーと熱があがってきます．膝全体の熱であれば手掌全体に感じ，膝の一部分の熱であれば，例えば鵞足部位ならば鵞足部位に当てた手掌の一部にゆっくりと熱が浮揚してきます．
　Dさんは，明らかな腫脹は左側の膝だけですが，膝痛は両側にあり，熱感，皮膚の発赤も両側にありました．

⇒さて，それでは次の診察の一手は何でしょうか？
―あなたへY氏からの質問です．

　臨床経験豊富な治療者は，忙しい臨床の現場では体を動かしながら次の一手，その次の一手を考えているものです．あなたならどのような診察をしますか？
⇒診療録に，簡略化した特徴ある情報を加え書き改めましょう．

特徴ある情報②
特徴ある情報1 ＋ 両下腿前脛骨筋部に熱感を伴った皮膚発赤あり．体温37.2℃

　次の一手は「体温の測定」です．予想通り微熱があり，両膝関節に腫脹と熱感がありました．良く聞くと右膝にも時々微痛があるようです．また，皮膚の発赤もありました．新たに「随伴症状」が加わったことに気づいたかと思います．

OPQRSTでの分析も書き改めなくてはいけません．随伴症状：Sが抜けていました．下線は，新たに加わった部分です．

OPQRST 2

・O：発症様式	→急性
・P：増悪・緩解因子	→歩行時
・Q：症状の性質・程度	→腫脹・発赤，歩行開始時および歩行中にかなり痛む．
・R：部位・放散の有無	→左膝＞右膝
・S：随伴症状	→微熱，両側前脛骨筋部に皮疹
・T：症状の時間経過	→持続的な痛み，増悪

特徴ある情報もSQも加筆する必要があります．

SQ：42歳　女性　急性　左膝関節痛　熱感・腫脹・疼痛　増悪　皮膚紅斑

加筆されたSQと対比して，鑑別の考察が残っていた②結晶性関節炎，③感染性関節炎の2つの病態は，両側の膝関節痛という新しい事実が判明した時点で可能性は低いと判断できます．関節両側の痛みが短時間で連鎖的に起こる確率は著しく低くなるからです．

ステップ2　診断仮説の設定

さて，実際の臨床では，ここでいくつか診断仮説を想起する必要があります．あなたなら，どのような診断仮説を想起し，そのためにどのような新たな問いかけを投げかけますか？
⇒この時点で患者さんに何を聞き出したいですか？　疾患を絞り込むための鍵となる面接を行って下さい．

一般急性多関節痛の診断仮説	①関節リウマチ（RA）初期
	②RA以外の膠原病
	③ウイルス性関節炎
	④悪性腫瘍（腫瘍随伴症候群）

［ここで，症例1で示した**図3**を思い起こしてください．］

> **解説・ヒント**

　それでは，一般的な急性多関節炎の鑑別すべき疾患をあげてみましょう．（[**参考6**] 参照）

　W氏は症例2でH君に，治療者の【臨床脳】は違うという確信がありながらも，「結晶性関節炎や結核性関節炎があげられると良いのですが」と述べました．この時とまったく同様で，確率はたいへん低いのですが，Dさんのような場合は，悪性腫瘍の可能性を頭の隅に置いていなければいけません．早期関節リウマチと腫瘍随伴性関節炎とは，鑑別が難しいことが知られているからです．

[それでは，どうしてこのような診断仮説がすぐ出てくるのでしょうか？　それは疫学を利用するからです．]

　疾患によっては様々な情報のビッグデータの集積があるのです．さらに，データから検索する条件，つまりそれを絞り込む「条件＝キーワード」を知っていれば良いのです．

　関節炎の検索キーワードはシンプルです．急性，慢性，単関節，多関節の4つの因子です．

　関節痛と関節炎には微妙な違いがあります．臨床上では，両者の違いはあまり意識せずに使っています．疾病の大きなカテゴリーからみると，関節痛は関節症と関節炎に分けることができます．関節痛は主に退行性疾患である変形性膝関節症であり，関節炎は関節リウマチや全身性エリテマトーデスなどをさしています．われわれは臨床で，変形性膝関節症（関節症であり，関節炎ではありません）にも，日々炎症が起きていることを知っています．しかし，これは退行変性による二次的な炎症として捉えて考えます．

　このように，関節痛（炎）の鑑別疾患を考えるとき，まず，非炎症性か炎症性かを考える手立てもあります．発熱があったり，リンパ節腫脹があったり，皮膚発赤があったり，そして関節腫脹があれば，より一層炎症性疾患と推測できます．

　さて，Dさんの病状は＜急性＞で＜多関節＞です．急性多関節炎であるならば，そのほとんどが炎症性であることが想像に難くありません．ここには退行性

変性疾患である慢性変形性関節症が入って来ないことがはっきりしています．

　診断仮説を立てたところで，「鍵となる面接」の意味が分かったでしょうか？すでに，第1回目に診療録を書き改めた時に示したように，急性多関節炎には随伴症状の有無とその症状が大事な鑑別点となります．
⇒ここで，Y氏は下記のような閉鎖型質問をしました．

> 医療面接

Y　氏：Dさん，子どもと接触の機会がありましたか？
Dさん：いいえ．
Y　氏：お子さんとは？
Dさん：私は独身です．親戚の子どもともここ数か月は会っていません．
Y　氏：そうですか，失礼をしました．子どもから移るウイルスでも関節痛がありますので，確認をしました．

　以上，考察したとおり，急性多関節炎の鑑別は全身症状や随伴症状が臨床推論の決め手になります（[参考6] 参照）．Dさんは両膝関節部に熱感腫脹をみとめ，全身症状としての発熱もあり，両側前脛骨筋に赤い皮疹がありました．

> ステップ3　診断仮説の順位づけ→ ステップ4　診断仮説の検証

鍼灸師Y氏がたてた Dさんの診断仮説と順位	①RA以外の膠原病
	②ウイルス性関節炎
	③悪性腫瘍（腫瘍随伴症候群）

参考 6-①

臨床推論のポイント：一般的な急性多関節痛

1. 関節リウマチ（RA）

　急性多発関節炎を診たら，まずRAを疑います．早期RAでは，朝のこわばりが1時間以上あるわけではありません．

　また左右対称に関節炎がでるとも限りません．さらには持続する小関節の腫脹（末梢性多関節炎）が最初からあるとも限りません．また，大関節は2つ以上の関節炎を認めなくては早期RAの分類基準に入りません．（[**参考表**]4）

　それでも，鍼灸治療院に来院する多くの多関節痛（炎）の症例から，早期にRAを発見しなくてはいけません．鑑別するための鍵は，複数関節に継続する（特に6週間以上）腫脹があることです．もう一つの臨床的に参考になる情報は，鍼灸治療が想定外に効果が上がってこないことです．

　鍼灸師Y氏によれば，五十肩の治療を週1〜2回，2か月継続しても肩関節痛が思うほど軽減しないうちに，反対側の肩痛が始まり，RAと判明した症例を経験したということです．RAを疑えば，即座に専門病院に送ります．

　RAの治療は近年急速に進歩し治療効果も向上しています．従来RAは，持続性の多関節炎で緩徐に進行して関節構造を破壊し，著しくQOLを損う疾病でした．そのために，可能な限り痛みを軽減して，リハビリテーションを上手に行い，関節拘縮を出来るだけ防ぐしか手立てがありませんでした．しかし，最近では発症後早期に関節破壊が起こることが判明して，関節破壊前にRAを発見しようと考えが変わってきました．治療目標を治療開始から3か月以内と定め，その後を維持する戦略に変わっています．RAの診断も治療も少し前の時代とは雲泥の差があります．治せる時代，身体障害を著しく減少できる時代になったといって良いでしょう．

　西洋医学的治療と同時に鍼灸治療を行う場合に注意すべきことは，抗リウ

参考 6-②

[参考表] 4　新 RA 分類基準（一般社団法人日本リウマチ学会 HP より）

腫脹又は圧痛関節数（0-5 点）	
1 個の中～大関節 **	0
2-10 個の中～大関節 **	1
1-3 個の小関節 *	2
4-10 個の小関節 *	3
11 関節以上（少なくとも 1 つは小関節 *）	5
血清学的検査（0-3 点）	
RF も抗 CCP 抗体も陰性	0
RF か抗 CCP 抗体のいずれかが低値の陽性	2
RF か抗 CCP 抗体のいずれかが高値の陽性	3
滑膜炎の期間（0-1 点）	
6 週間未満	0
6 週間以上	1
急性期反応（0-1 点）	
CRP も ESR も正常値	0
CRP か ESR が異常値	1

スコアー 6 点以上ならば RA と分類される

```
*    MCP, PIP, MTP2-5, 1stIP 手首を含む
     DIP, 1stCMC, 1stMIP は除外
**   肩，肘，膝，股関節，足首を含む
```

低値の陽性：基準値上限より大きく上限の 3 倍以内の値
高値の陽性：基準値の 3 倍以上の値

参考 6-③

マチ薬や生物学的製剤を使用することによる感染症のリスクです．鍼灸臨床では，早期鑑別診断とともに感染症の防止が大切になります．

2．RA 以外の膠原病

若い女性に急性多関節痛があれば，一番最初に疑うのが RA 以外では全身性エリテマトーデスです．その他，RA 以外の膠原病としては血管炎症候群（高安動脈炎，巨細胞性動脈炎＝側頭動脈炎など），そして強直性脊椎炎などの疾患の，慢性期に移行するまでの早期の状態です．

3．ウイルス性関節炎

通称りんご病と呼ばれる伝染性紅斑は，小児に多く発症します．小児に接触する大人に伝染することもしばしばあります．多彩な症状を訴えるため，通常の感冒と誤診されることも多い疾患です．

一般的な発熱，倦怠感，耳後リンパ節腫脹のほかに，関節痛を主に訴えて来院するケースもあり，女性が罹患すると 1/3～2/3 に関節炎がみられます．症状は RA に似ていたり，はしか様の皮疹，網状紅斑，紫斑，点状出血など多彩な皮膚症状が見られます．関節症状は，長くて 1～2 か月で消退します．

その他，急性のウイルス性関節炎は風疹でもみられます．風疹の合併症としての関節炎は女性の 2/3 にみられ，子どもや成人男性にはみられません．

4．悪性腫瘍（腫瘍随伴症候群）

病巣や転移巣から離れた部位でおこる様々な症状のうちの一つに，関節炎があります．腫瘍から直接分泌される物質によるものか，腫瘍に対する抗体が反応して生じるものか，いまだ機序は不明です．

悪性腫瘍による関節炎は，もっとも否定しにくいので，上記 3 つの疾患に該当せず，最終鑑別が困難な場合には精査を薦める態度で臨みます．

ステップ5　最終鑑別

Dさんは子どもとの接触機会もなく，頸部リンパ節腫脹も認められないので，膠原病の初期と最終鑑別ができそうです．

医療面接が終わろうとしているとき，Dさんからこんな問題が持ちかけられました．

医療面接

Dさん：どんなものでしょうか？　2週間後にフラダンスの大会があり，どうしても参加したいんですが，それまでに治るでしょうか？

Y　氏：さーて，…ここでの鍼灸治療は可能ですが，Dさんが希望される2週間まで…，とはお約束しかねますね．
　　　というのは，どうやら単純な膝関節症ではなさそうなんです．私は…膠原病内科での精査が必要だと…，判断しているもんですから….

Dさん：でも，どうしても，鍼灸治療で治したいんです．実は，かかった整形外科医院から大きな病院への紹介状をもらっていたのですが…，そこへ行かずに済むのであればと考えて．
　　　早くに言わずに，ごめんなさい….

Dさんは，セカンドオピニオン，もしくは鍼灸治療で何とか症状は治るのではないか，との過剰な期待で来院したようでした．Dさんの病態は，鍼灸治療の不適応ではありません．ですが，専門科での精査が必要な症例でした．

参考文献

1) 上野征夫：リウマチ・膠原病診療ビジュアルテキスト．医学書院，2005．
2) 上野征夫，岸本暢将：WM リウマチ科コンサルト（ワシントンマニュアル）．2006．
3) 三森明夫：膠原病診療ノート．日本医事新報社，2013．
4) 岸本暢将：リウマチ・膠原病マニュアル．羊土社，2015．

6 浮腫（むくみ）

　鍼灸治療では，日常，ほとんどの患者さんを臥位で治療するため下肢（足）を観察する機会が多く，足の病変に気がつくことがよくあります．足の病変を発見した時，あなたはどうしていますか？

　何か気になっても，どうしていいかわからなくて見ないふりをしてしまったことはありませんか？

　ここでは足の病変として頻度が高い浮腫について学んでいきます．浮腫を観察したとき，あなたはどのように患者さんにアプローチをしますか？

　浮腫についての臨床推論を学んでいくにあたって，浮腫の診察には欠かせないチェックポイントがあり，そのポイントの「知識の身体化」を目指します（[**参考表**] 5, p151）．病変から原因にたどり着く臨床推論は，やや複雑です．推論に関与する臨床の事象を，推論の進行に沿って細かく解説しますから，一つひとつの解説をよく理解しながら読み進んでください．

　ポイントは，「そのむくみはどこにあるか」です．

症例　　あまり気にしませんでした…

診療録より

> Tさん：70歳　男性　定年退職者
> 慢性腰痛（筋・筋膜性腰痛）の訴えで，H鍼灸治療院で，永年鍼灸治療を受けている再診の患者さん

6 浮腫（むくみ）／症例 あまり気にしませんでした…

143

[医療面接]

H 氏：こんにちは．お久しぶりですね．3か月ぶりでしょうか．
　　　最近，腰の具合はいかがですか？
T さん：こんにちは．そうですね…．おかげさまで長く座ったままでも，庭仕事をしているときでも腰の調子は，あまり悪くなりません．でも，鍼治療をすると，元気になる気がして，こうして通わせてもらっています．

H氏は，診療に対する解釈，診療に来た動機なども上手に聞き出しています．
H 氏：ではいつも通り，腰の筋肉の張りをとる治療をしていきましょうか．
T さん：はい，お願いします．

➤ H氏は，仰臥位になったTさんにタオルをかける際，ふと，足がむくんでいることに視線が止まります．

[ステップ 1] 情報収集による問題把握

[医療面接]

H 氏：あれ…？ すこし足がむくんでいるようですが….
　　　両足ともむくんでいますね…． 　　　　　≪部位・放散の有無：R≫
T さん：あぁ，そうなんですよ．どうしてでしょうね？
H 氏：ご自分でむくみに気が付かれたのはいつでしたか？
T さん：えーと，どうだったかなあ…．ずっと前からのような気もするし…，そんなに気にしていなかったので，よくわかりません．
H 氏：前回来られたのが…，そう，3か月前にはなかったと思いますよ．治療するときはいつも靴下を脱いでもらいますから…．でも，よく覚えていないとおっしゃることは，急にではないということですね！
T さん：そうですよね．なんとなくだんだんと…，そんな気がします．

≪発症：O≫

▶H氏は，Tさんの気づきを促すため，既往歴と生活上の変化について尋ねます．
　H　氏：以前も同じようにむくみが起こったことがありますか？
　Tさん：いいえ，なかったと思います．運動不足かなあ…．年だからかなあ…．
　H　氏：3か月前と現在で，生活上で何か変わったことはありませんか？
　Tさん：いやー…，別に…．特に変わったことはありませんね…．

　H氏は既往の中に浮腫がなかったか，また，浮腫の契機となるような出来事がなかったかを探っています．

解説・ヒント

　既往歴はどの患者さんにも必ず聞かなければいけません．患者さんの中には，鍼灸師に対して整形外科疾患は教えてくれても，内科疾患はあまり関係ないと自己判断して教えてくれないことがあります．鍼灸師のほうから訊ねることが大切です．

　また，内服薬が記載された手帳や検査結果のメモなどを持ってきてもらうことも大切な情報源となります．日ごろから患者さんと，そのような情報共有をしておくことが大切です．

　既往歴の確認は様々なことを教えてくれます．初診時に，既往の疾患があれば，各疾患について発症した年齢（時期），その後の治療経過，現在の状態などを聴取しておく必要があります．

　また，嗜好歴も大切です．喫煙は1日に○本吸っていて，喫煙歴は○歳～○歳までを忘れずに聴取します．とくに循環器疾患，呼吸器疾患には重要な情報です．また，飲酒歴も酒の種類，量，飲酒頻度を患者さんにごまかされないように，なるべく具体的に聴取してください．

臨床問題の要約

Tさん：70歳　男性　定年退職者
【主　訴】浮腫
【現病歴】いつからかはっきりしないが，両下腿の浮腫がある．程度の左右差はない．3か月前の診察時はなかった．思い当たる原因はない．

▶H氏はご本人があまり気にしていない足の浮腫を発見し，医療面接を始めまし

た．
⇒さあ，次に行うべきことは何でしょう？　あなたも考えてください．

⇒バイタルサインのチェック！　そう…，その通りです．

|解説・ヒント|

　バイタルサインは「生きているサイン」です．詳細は成書に譲りますが，とても有用な病態把握の手段です．まずは測定する癖をつけ，正常のバイタルサインを体で覚え，臨床で不断に活用する習慣をつけてください．

　H　氏：ちょっと検査をしましょうね．顔色は悪くないようですね．

> バイタルサイン：血圧 156/90 mmHg　脈拍 100/分　呼吸数 28/分　体温 35.6℃
> 　　　　　　　SpO₂ 96%

　H　氏：少し呼吸と脈拍が早いですね．以前測定したときはこんなことはなかったんですが…．それに血圧も高いようですね．
　Tさん：はぁ…，そうでしょうか？　　　　　≪バイタルサインの確認≫
［身体を動かしているわけではなく，座位で会話を交わしているだけなのに呼吸数が上がっているようです．これは明らかにおかしいですね．］

|解説・ヒント|

　患者さんと同じタイミングで呼吸をしてみると，どの程度早いのか実感できます．正常の呼吸数は1分あたり12〜15回です．

特徴ある情報1
70歳　男性
3か月前にはなかった両側下腿浮腫がある
発症機転ははっきりしないが，自覚症状は乏しい
血圧 156/90 mmHg　脈拍 100/分　呼吸数 28/分
体温 35.6℃　SpO₂ 96%

⇒抽出した医学情報を SQ に変換します．

SQ：70歳　男性　両下腿の浮腫

SQを基に再構築した患者の問題表象は下記の様にまとめることができます．

問題表象【70歳男性，発症機転のはっきりしない両下腿浮腫，自覚症状乏しい】

ステップ 2　診断仮説の設定

H氏は，まず浮腫の部位を確認しています．Tさんの浮腫は，両側の足（下腿）にありました．　　　　　　　　　　　　　　≪部位・放散の有無：R≫

浮腫を見つけたら，他にむくんでいる部位がないかどうかを探す必要があります．片側か両側か，どの部位がむくんでいるのか，チェック—後述—していきます．

Tさんは両側の下腿に同程度浮腫があったようです．局所性の浮腫ならば片側性がほとんどですので，全身性の浮腫を考えなければなりません．≪発症：O≫

H氏は，浮腫の発症機転を聞いています．Tさんはあまりよく覚えていないようですが，このようなことはよくあることです．ですから，ここから先どのような情報を聞き出せるかが，医療者の力量次第になります．

H氏も前回の治療の話を出しながら，Tさんの記憶を呼び覚ます工夫をしていますね．これも有効なテクニックです．季節やニュースなどの時事を上手に利用すると，情報収集をより正確に行うことができます．

Tさんには前回の診療時の情報があったので，Tさんの浮腫は3か月より短期間で起こっているようですが，いつ症状が完成したかはっきりはしませんから，急性である可能性もここではまだ否定できません．

息切れや尿量低下を伴う場合には，急性心不全，急性腎不全など，緊急で対応しなければならない疾患が原因であることがあるため注意が必要です．

診断仮説1	○可能性の高い疾患・病態	○見逃してはいけない疾患・病態
	うっ血性心不全	腎不全
	薬剤性浮腫	肝硬変
		甲状腺機能低下症

➤H氏は，触診を始めました．

|医療面接|

　Ｈ　氏：手はむくんでいませんか？
　Ｔさん：手，ですか…？
　Ｈ　氏：よく見ると両手とも少しむくんでいますね．
　Ｔさん：はあ…，そうですか….
　Ｈ　氏：足を拝見すると，むくみは膝の下，足三里あたりからつま先までありますね．尿の回数や量が減っている感じはありますか？

　下肢の浮腫は左右差なく，両側下腿のつま先から足三里あたりまでありました．手の浮腫は手掌のしわが少し見えにくくなる程度で，両側の指先を中心にみられました．左右差はなく，圧痕を残す pitting edema で，回復時間の遅い slow edema でした．
　Ｈ氏は，これまでの主観的情報と客観的情報（身体所見）から，浮腫の原因である病態は，全身性疾患による浮腫と判断しました．すなわち，心不全，腎不全，肝硬変を中心に原因を考えます．

➤Ｈ氏は随伴症状の確認を始めました．
　Ｈ　氏：息切れをすることはありませんか？
　Ｔさん：そうですね…，少しはありますよ．年のせいでしょ….

≪随伴症状：Ｓ≫

　Ｈ　氏：座ってお話しているだけなのに，いつもより少し息があがっているように見えますけど….

　あなたはここで，バイタルサインを思い出すはずです．呼吸数 28/分　脈拍数 100/分　は，息苦しさを表していますね．

➤Ｈ氏は，Ｔさんには心筋梗塞の既往があり，○○内科医院でフォローを受けていたことを知っています．最近の受療行動について尋ねます．
　Ｈ　氏：最近かかりつけの○○内科には行っていますか？

Ｔさん：…実は，1か月前から，〇〇内科で処方された内服薬を飲んでいません．めんどうになってしまって…． ≪受療行動≫

Ｈ　氏：それはいけませんね．以前に心臓の病気をしたことがありましたよね？

Ｔさん：ええ，あります．5年前に心筋梗塞を…．でも最近は調子がいいし，薬がなくても大丈夫じゃないかと思って．試してみたんです．
（間）

Ｈ　氏：？？？…．Ｔさん，このむくみと息切れは，心臓の具合と関係があるかもしれませんよ．心筋梗塞後の心臓は普通の人の心臓の動きより弱くなっていることが多いために，薬が不要になることはほとんどないと聞いています．Ｔさんの心臓は，薬と協力して一人前の仕事をしていると考えたほうが良いのですから，相談せず勝手に内服をやめたりしてはいけませんね．
もう一度心筋梗塞を起こさないための予防の薬も入っているはずですから…．注意してくださいね．

Ｔさん：そうなんですか…そりゃーどうも…．心臓も鍛えたほうがいいかと思って…．

特徴ある情報2

特徴ある情報1 ＋

心筋梗塞の既往あり．1か月前から内服薬自己中断

ここで再度　問題表象をまとめます．

　問題表象　【70歳男性，1か月の内服薬中断後出現した両下腿浮腫．呼吸数増加，脈拍増加を伴う．】

⇒ここまで臨床推論が進むと，診断仮説について可能性の高さを決める順位づけの段階に入ります．

ステップ　3　診断仮説の順位づけ

両下腿中心に左右差なく出現する浮腫でしたので，全身の疾患による浮腫であることが示唆されます．Ｔさんは，既往に心筋梗塞があるにもかかわらず，1か月内服を自己中断していました．軽い呼吸困難を伴っていました．

某内科医院に問い合わせをしたところ，Tさんは，降圧薬，利尿薬，抗血小板薬，脂質異常症の薬を処方されていました．それらを自己中断してしまっていました．Tさんの身体所見は，ご本人の自覚は乏しいようですが，積極的に心不全を疑ってよい所見です．

診断仮説2	○可能性の高い疾患・病態	○見逃してはいけない疾患・病態
	①うっ血性心不全	③腎不全
	②薬剤性浮腫	④肝硬変
		⑤甲状腺機能低下症

ステップ 4　診断仮説の検証

浮腫の頻度が高い疾患・病態について考えます（[参考7]参照）．

解説・ヒント

女性では月経周期に伴って，または妊娠中に生理的な下腿浮腫を呈することがあります．

今回の症例は浮腫に伴って，心不全の症状が出ていました．ここで安心せずに，腎不全の症状（尿量が減っている，食欲低下，蛋白尿，など）がないこと，肝硬変の既往がないことを確認できるとさらによいでしょう．意外と薬剤性浮腫は頻度が高いので，新しい薬剤や健康食品，サプリメントの服用がないかは，必ず確認すべきです．

脛骨前面で浮腫がなくても，足背がむくんでいることがあるので，足背の観察も怠らないようにします．

"見逃してはいけない疾患・病態"は，発症を詳しく細かく聴取することが重要です

急性の浮腫は，全身性でも局所性でも，危険なサインです（表8）．局所性なら，壊死性筋膜炎や下肢静脈血栓症，複合性局所疼痛症候群（CRPS）を，全身性なら，心不全，腎不全，肝硬変の急な悪化や薬剤による浮腫が予想されます．

参考 7-①

臨床推論のポイント：浮腫

浮腫には下記3つのチェックポイントがあります．
　(1) 全身性か，局所性か，
　(2) 圧痕性浮腫 pitting か，非圧痕性浮腫 non pitting か，
　(3) slow edema か，fast edema か，です．

(1) 全身性か，局所性か

まず，全身性の浮腫を見逃さないようにしましょう．全身性の浮腫は，右にも左にも生じ，体の低い部分に認められます．下腿や，寝たきりの人は背面（とくに骨盤・仙骨周辺や踵部）に多く出現し，体位によって移動します．

局所性浮腫は，局所の病変によって生じます．リンパ管閉塞（リンパ浮腫）や，静脈閉塞に伴う浮腫は閉塞部位より末梢に生じます．片側性と考えてよいでしょう．

蜂窩織炎などの炎症性腫脹は，発赤や疼痛などの炎症症状を伴い，厳密には浮腫ではありませんが，局所の腫脹をきたすため浮腫との鑑別が必要となります．腫脹は非圧痕性です．

(2) 圧痕性浮腫 pitting か，非圧痕性浮腫 non pitting か

圧痕の確認は，脛骨前面や足背，仙骨など，骨が皮下直下にある部位を拇指で圧迫して行います．

指を離したあとで圧痕が残る圧痕性浮腫 pitting と，圧痕が残らずに速やかに回復する非圧痕性浮腫 non pitting に分類されます（[**参考表**] 5）．

圧痕の有無は視診だけでなく指先で皮膚表面をなでて確認します．

(3) slow edema か，fast edema か

pitting edema はその回復時間により，40秒未満の fast edema と，40秒

参考 7-②

[参考表] 5　浮腫のチェックポイント

	疾患名	pitting
全身性浮腫	心不全	slow
	腎不全	slow
	薬剤性浮腫	slow
	肝硬変	fast
	低栄養	fast
	ネフローゼ症候群	fast
	蛋白漏出性胃腸症	fast
	甲状腺機能低下症	non pitting
局所性浮腫	静脈閉塞	slow
	リンパ浮腫	non pitting

2) より改変

　以上の slow edema, に分類されます．約10秒間，約5 mm の深さに圧迫して回復を確認します．

　一般に fast edema を呈するのは低アルブミン血症に伴う浮腫です．アルブミン産生低下（肝硬変・低栄養），アルブミン排泄亢進（ネフローゼ症候群・蛋白漏出性胃腸症）と，病態でわけて理解するとよいでしょう．

表8 急性の浮腫の例と原因

急性の浮腫（例）	原　因
・ハチに刺された・全身が発赤・呼吸困難	→アナフィラキシー
・呼吸困難を伴う全身性の浮腫	→心不全
・急激な痛みと発赤・手術後や担癌患者の片脚の浮腫	→深部静脈血栓症
・四肢片側の腫脹・皮膚変色や水疱	→蜂窩織炎・壊死性筋膜炎
・新しい薬やサプリメントを飲んでから急性両下腿浮腫	→薬剤［カルシウム拮抗薬・βブロッカー・チアゾリジン・炭酸リチウム・甘草（芍薬甘草湯）］など

　　H氏がTさんに確認したところ，尿量や回数は不変でした．また，新しい服薬もないようでした．

➤以上の所見から，H氏は，Tさんの浮腫は，薬剤の自己中断に伴う心不全によるもの，がもっとも疑わしいと考えました．

（ステップ　5）　最終鑑別

➤H氏は，最終鑑別として，両下腿の浮腫は心不全よる可能性が高いと判断し，Tさんに告げました．

医療面接

H　氏：一度心筋梗塞で弱った心臓は，鍛えてもそう簡単には強くなるものではないようですよ．それに薬を飲まないことが心臓を鍛えることにはなりませんよね．リハビリテーションや運動のメニューも内科の先生とよく相談してください．今日は腰の鍼治療は簡単にしておきますから…．

　　　　そう…，今日，明日にでも○○内科に必ず受診してください．できるだけ早く，しっかり検査をしてもらった方がいいと思います．こちらからも○○内科医院の先生に連絡しておきますので…．

下肢の浮腫は，患者さん自身で気が付きにくいこともあるので，鍼灸治療のような場で気が付き，臨床推論をしていくことで，患者さんの「治未病」につながることも多くあります．

　患者さんは，しばしば思い込みや，テレビや，週刊誌の報道に影響されて，自分の行動を決めてしまうことがあります．医師よりも近しい関係になりやすい鍼灸師は，この患者さんのような「実は薬を飲んでいない」などの情報を受け取る機会が自然と多くなります．患者さんを守るためには，患者さんの意見に同調せず，聞くだけではなく，今回の結果を正当に判断し，悪影響があるときには，速やかな中止を勧告する必要すらあります．

参考文献
1) 徳田安春：ジェネラリスト診療が上手になる本．カイ書林，2011．
2) 月刊レジデント，2008年6月．Vol.1 No.3．医学出版，2008．
3) Jane M Orient：サパイラ身体診察のアートとサイエンス．医学書院，2013．
4) 野口善令：カンファレンスで学ぶ臨床推論の技術．日経メディカル，2015．

7 臨床推論が導入されていなかった時代

あるベテラン鍼灸師の回想
―鍼灸臨床には"十問歌"というROSがあった―

某ベテラン鍼灸師D氏が次のように語り始めました．

回　想

D　氏：自室の机のPC前の透明なプラスチック板の下に，10年前の古い，某患者さんの診療録を，ずーっと置いてあるんです．
　　　　臨床推論を実践しているかどうか，毎日の臨床の振り返りを怠らないように，その診療録はわたしを見守っているんです．

そして，その診療録をプラスチック板の下から取り出し，「まあ，見てください」といって私の前に差し出しました．
　見ると，診療録にはこんな記載（主訴：肩こり・倦怠感・易疲労）がありました．

「肩こりと，易疲労ねぇー，こういう訴えの患者さんが結構来られるようですね．それで，どうされたんですか？」と問いかけると，

7 臨床推論が導入されていなかった時代

> 診療録より

患者：○○　○子　年齢：33歳　女性
【主　訴】肩こり・倦怠感・易疲労
【現病歴】20代のころから慢性的に肩こりを自覚している．半年前に出産．その後2か月ぐらい経ってから，妙に疲れやすくなった．肩こりも強くなっている．
　子どもが夜中に頻繁に起きるので睡眠不足もある．そのせいか，朝から疲労感を感じる．
　肩こりに鍼が良いと思って，まず鍼灸院に来院してみた．
【既往歴・家族歴】特記事項なし．
【生活歴】夫，長女（6か月）との3人暮らし．2年前，結婚するまでデザインの仕事をしていたが，結婚後退職し専業主婦となった．子育ては疲れるがとても楽しい．
【現　症】身長159 cm，体重48 kg（出産時52.5 kg）
顔貌：日焼け色，目が大きく美人
首肩部所見：頚部，肩関節は全可動域に運動時痛（－）
僧帽筋・肩甲挙筋ともに筋緊張・圧痛（＋）
脈：数・細（脈を取る時，皮膚が少し汗ばんでいる）
舌：紅舌，小，顫動

D　氏：学校出たてのころのこと，自分じゃー，ちゃんと病歴・所見をとったと思っていて…，さて治療となると，妙に産後という状態が頭の中を占領してましてね…．
　　　"そう，産後の気虚だよ，そうだよなー"と自分に言い聞かせ納得させて，肩こりに対する治療と補気との本標兼治を行ったわけです．
　　　もちろん，当時，臨床推論などということは教わっていませんでしたし，問診したところ重大な基礎疾患もないものと判断して，まずは，主訴に対する治療優先の臨床をしたわけですよね．

4診目でしたかね．治療後に，鍼の効果はいかがですかと，ちょっと改まって尋ねると"確かに肩こりには効いたようで，だいぶ肩は楽になりましたが，疲れは取れにくいようです"，との返事でした．
　…えぇーなんで…，補気したのに…なんでぇ…．気虚じゃないってこと…，じゃー…血虚？，なんて考えて，参考書をあさりながら補血の治療に切り替えたりしてみたんです．

　そのうち，7診目あたりでしたかね．患者さんが"どうも疲れが取れない，やっぱりお産の影響が大きいのですかね"と….
　答えを探すうちに"そう，そうでしょうね，僕もそう思います．でも鍼治療を続けていればよくなりますよ"なんて….いまから思うと気休めに似た回答ですよね．でも正直なところは自信がなかった．

　10診目でしたか…．"なんだか疲れはずーっと続いているので，やっぱり病院に行った方がいいかしら"と持ちかけられました．
　予期していた質問なんですが，即答はできず，"まぁ，そうですね…，あなたがそう思うなら，一辺相談されたらいかがですか"なんて，多少言葉を濁しながら答えました．

で…，その患者さん，病院へ行かれたんでしょうか？
D　氏：えぇ，それから2週間ほどたったころでしたね．治療にみえたんですよ…．なんだか明るい表情に見えましたね．
　　　"病院へ行って検査をしてもらいました．甲状腺機能亢進症（バセドウ病の疑い）ですって…"．
　　　"あっ，そう，そうでしたか…"．
　　　"わかってよかったですね"という言葉は飲み込みました．

D氏の回想は続きます．
頭をポンと殴られた感じを，今でもはっきり覚えています．
その晩，診療録を見直しました．初診記録から"気虚"を導き出すのには無理

がある．どうしてそんな弁証をしたんだろう．やっぱり易疲労の原因は，産後という思い込み強かったんだろうと反省しきりでした．

　反省の要点は，病歴聴取の甘さ，一言で言って医療面接ができていないということを痛感しました．

　易疲労・倦怠感という，やや漠然とした症候を起こす原因疾患を鑑別するにはどうしたらよいものか，さっぱり見当がつかなかったこともありますね．そう，今から思うと，易疲労・倦怠感の細かいディテールを"閉鎖型質問"で明らかにすべきだったし，システムレビュー（ROS）で体調を把握すべきだったし，このような漠然とした症候は，患者さんも多分に不安（不安要因・解釈モデル）を持っているはず，それも聞くべきだったのに，何も聞けていない．まぁ，落第ですね．

　さらに記録を見返すと，
[舌：紅舌，小，顫動] の記載がある．どうして気虚という弁証が生まれたんだろうか．
[脈：数・細—脈を取る時，皮膚が少し汗ばんでいる—．体重 48kg（出産時 52.5kg）] などの記載事実もある．でもその記載事実に対する解釈，ならびに関連性などには，まったく注意が向いていないというか，気づいていない無頓着さ，というか知識不足．今から思うと，冷や汗もんですよ．

　そのとき，臨床推論としてシステムレビュー（ROS）をしっかりとっていれば，その気づいていない事項も含めて，彼女の体調の異常の全体像が把握できて，あるいは基礎代謝異常？　に考えが及んだ…，かもしれません．

　…これは今になって言えることで，その当時の私の知識レベルでは，そこまで考えが及んだとは考えられませんが….

　でも，こういう，いうなれば失敗談を通して，主訴があいまいな症例に対し

て，臨床推論の過程におけるシステムレビュー（ROS）の活用の重要性を，後進にしっかり伝えたいと思っているのです．

臨床推論の基礎である観察［顔貌：日焼け色，目が大きく美人，脈診：脈を取る時皮膚が少し汗ばんでいる］があり，私もこの程度の観察眼はあったようですね．私が私宛に送る，せめてものご褒美です．

そう，改めて言う必要はありませんが，鍼灸臨床における「十問歌」[1]（[**参考8**] 参照）はれっきとした ROS ですよね．

漢方医学的には，十問歌は八綱弁証に必要な，気・血の状態，病の深浅，病邪の強弱，それに対する生体の反応を把握するための問診項目ですが，現代的には，病態の把握に必要なシステムレビューの大綱に沿ったものと言えます．

学窓で教わった「東洋医学概論」にある十問歌を忘れずに，鍼灸臨床の臨床推論に活かしてください．

参考文献
1) 陳修園：醫學実在易《卷一　四診易知》．人民衛生出版社，1959．

参考 8-①

臨床推論のポイント：十問歌

　張介賓の『景岳全書』初出の原文（十問診）を，陳修園が『醫學實在易』≪巻一　四診易知≫で一部改変した「十問歌」[1]を以下に示し，解説を加えます．

『一問寒熱二問汗，三問頭身四問便，五問飲食六問胸，七聾八渴俱當辨，九問舊病十問因．（中略）
婦人尤必問經期，遲速閉崩皆可見婦人以經為主，問其有無遲速，以探病情，兼察有孕與否．』
　（原文は『九に脈色により陰陽を察し，十に気味より神見を章(あきら)かにす』とあり，九，十問については種々な見解・解釈が並立するため，本書では上記の十問歌に則って解説する）

1. **寒熱を問う**：暑がりか・寒がりか，発熱の状態は・寒気の状態は，のぼせの状態は，手足のほてり・冷えはどうか，等を尋ねる．
   →大づかみに，基礎代謝の状態，感染の可能性などを尋ねている．
2. **汗を問う**：汗のかき方はどうか．動作時に汗のかき方に変化はあるか．寝汗（盗汗）はあるか．頭・腋窩・手掌・足底に汗はかかないか．半身だけに汗をかかないか，等を尋ねて汗のかき方を尋ねる．
   →大づかみに，自律神経系の状態を尋ねている．
3. **頭身を問う**：頭痛・めまい，体の痛み，腰痛，四肢の痛み・動き，身体のだるさ，等を尋ねる．
   →よく遭遇する頭痛・めまいの有無のほかに，腰痛や四肢の痛み，加えて大づかみに運動神経系の状態を尋ねている．
4. **便を問う＝二便を問う**：大便：回数（含む便秘・下痢傾向の把握，）性状：軟・硬，色・臭，排便痛の有無，等を尋ねる．小便；回数/日中および夜間，量・色，排尿時痛，等を尋ねる．
   →消化器系・泌尿器系の状態を尋ねている．

参考 8-②

5. **飲食を問う**＝飲食・口味を問う：食欲・食事量，口中が甘いか・苦い（口苦）か，併せて嗜好，等を尋ねる．食欲不振・食事量減少などの情報があれば，体重の増減を尋ねる．

　　→全般的な身体状況と，間接的には生活習慣を尋ねている．

6. **胸を問う**＝胸脇・腹を問う：胸部；動悸・息切れを問う．脇部（側胸部）・腹部；痛み・熱感・冷感・不快感・張った感じ，等を尋ね，腹診所見と合わせて胸・腹部の状態を尋ねる．

　　→心肺機能（循環・呼吸器系）の状況を尋ねている．
　　→胸・腹部内の臓器の状態を尋ねている．

7. **聾を問う**＝耳・目を問う：聴力の状態，耳鳴の有無，視力の状態，目の痛み・疲れ・乾燥，めまい，等を尋ねる．

　　→耳鼻・眼科系（感覚系）の状態を尋ねている．

8. **渇とともに弁ずる**：口中の渇きの程度，飲水の量などを尋ねる．

　　→大づかみに，自律神経系の状態，代謝系の状態を尋ねている．

9. **旧病を問う**

　　→既往歴を尋ねる．現在の愁訴と関係すると思われる既往があれば，その詳細を尋ねる．また，生活習慣，趣味・趣向などを合わせて尋ねれば上々．

10. **因を問う**

　　→現病（主訴）の原因として思いつく動機とか，思いつく「こと」あるいは「もの」があれば，その内容をできるだけ詳しく話してもらう．

11. **経帯を問う**

　　→月経の状態を明らかにする．月経周期・期間・量・質，初潮・閉経の時期，月経時痛の有無，あれば部位・程度・時期，随伴症状（乳房の脹れ・腹部の脹れ・イライラ感等）の有無，等を尋ね月経の状態を尋ねる．白帯（おりもの）の色・量・質，等を尋ね，状況に応じて妊娠の可能性を尋ねる．

（ただし，この項目はデリケートな問題を含むので，質問には配慮が必要．経帯は予診票の活用が望ましい）

8 終　　章

　私は，いま，横断歩道で信号が青信号に変わるのを待っています．と，向かいの道路を見覚えがある人が歩いていることに気づきます．遠くから見ても，横顔といい，背格好といい，歩く姿といい，"M君らしい"と思い，急いで横断歩道を渡り，M君らしい人を追いかけます．近づくにつれ，"やっぱりM君だ"．学生時代の面影がばっちり残っている．「やーしばらく，しばらく…」．
　コーヒーを味わいながら10数年ぶりに旧交を温めました．
　あなたにも，こんなエピソードはありませんか．

　なぜこんな話を持ち出すのかというと，［臨床推論］にとって大変重要な事柄がこのエピソードの中に含まれているからです．それは，《M君らしい》と気づくことと，《学生時代の面影が（記憶として）ばっちり残っている》，この2つの事柄です．
　この事柄を［臨床推論］にあてはめてみましょう．

1．《M君らしい》

　M君は疾患または病態に，《学生時代の面影》はその疾患または病態の症候に，置き換えられることに気づかれるでしょう．つまり，《○○らしい》は，○○を知っていればこそ《らしい》という心の働き→想起につながるものですし，さらにその《らしさ》を確かめるためには，自分の中にその《らしさの面影》→イメージimage＝心像が記憶として存在していること，すなわち，想起と心像という事柄が，このエピソードを生み出していることがお分かりでしょう．

2．「わかる」ということ

　山鳥　重氏の著書『「わかる」ということはどういうことか』（ちくま新書339，2002 年第 1 刷発行）の中にある，心像に関する文節を紹介します．
　山鳥氏は，心像とは「心に思い浮かべることの出来るすべての現象」といいます．そしてわれわれが持っている心像は，「経験を通じて形成され，外の世界（客観的世界）は心像形成というやり方で読み取り，心像という形に再構成しているのです．」「心像には，今・現在自分の周りに起こっていることを知覚し続けている心像と，その知覚を支えるために動員される，すでに心にため込まれている心像の二種類があります．五感に入ってくる心像（区別された対象の心像）と，その心像がなんであるかを判断するための心像（心が所有している心像）です．前者を知覚心像，後者を記憶心像と呼ぶことにします」．
　そして「知覚心像が意味を持つには，記憶心像という裏付けが必要」とあります．この最後の文節が大切です．
　われわれの普段の会話に，【わかる】【わかった】，という言葉がよく口をついて出ますね．そこで改めて【わかる】【わかった】ということを考えてみます．
　【わかる】【わかった】ということを，脳科学的に表現すれば，自分の外側で起こっている事象が，自分が持っている心像と一致したときに，あらわれる脳の働きなのだそうです．ここで，上記の最後の文節と重ねて考えてみます．
　やや直截な物言いですが，【わかる】【わかった】という現象は，知覚心像と記憶心像とが一致したときに，はじめて現れる脳の働き，と言えるのではないでしょうか．
　さらに紹介書には，「そもそも，わかるとは「分かつ」と書きます．わかるの基礎は区別なのです」とありました．つまり，【わかる】とは鑑別の原点であり，その原点を支えるものが記憶心像である，と筆者は考えました．
　とすると，記憶心像の数が多ければ多いほど，意味づけできる外界の事象（知覚心像）の数も多くなることは自明の理です．

3. 【臨床脳】を鍛える

　話柄を戻し，その理を［臨床推論］にあてはめます．記憶心像は，あなたが持っている疾患および病態像に，知覚心像は患者さんの愁訴・病態・解釈モデル→患者さんの物語に，相当します．
　患者さんの愁訴に集中する関心（医学的好奇心），その延長として，愁訴の原因の想起と鑑別，それらの脳の働きを総称して，本書は【臨床脳】と名づけました．多くの記憶心像（疾患および病態像）を蓄えることと【臨床脳】を鍛えることとは，即［臨床推論］の精度向上につながること，これもまた自明の理です．

　さきに，「心像（記憶心像）は経験を通じて形成される」という文節を紹介しました．とすると，あなたが備えるべき記憶心像（疾患及び病態に関するイメージ）の数を増やすためには，経験を通じて？ということになります．でも，経験を増やすためには，病気の実体験を増やさなければなりません．が，それでは医療者の体がもちません．どうしたらよいでしょう．そこで登場するのが仮想実体験である"擬似体験"です．
　本書で言う擬似体験とは，患者さんの物語の中にある個々の事象をしっかり把握・解釈し，自らの体験として再構成して，心像として記憶する作業です．この作業を繰り返すことによって，あなたの記憶心像（疾患及び病態に関するイメージ）の数を増やすことが可能になります．

　こう考えていくと，記憶心像を増やす現場こそが臨床であり，患者さんが語る物語を聴く日々の臨床は，臨床家にとって，いかに大切なものかはお分かりのことでしょう．目の前で語られる一つひとつの症例像が，あなたの記憶心像を作ってくれているのです．そこに気が付くかつかないかは，よい臨床家になれるか，なれないなかの分かれ道です．

4．患者さんこそが唯一の師

「教育とは，学校で学んだことを一切忘れてしまった後に，なお残っているもの．そして，その力を社会が直面する諸問題の解決に役立たせるべく，考え行動できる人間を育てること，それが教育の目的といえよう」．
　相対性理論で有名なアインシュタイン博士の言葉です．

　学窓で習った臨床問題はほとんどが仮像です．実像は臨床の場にあります．臨床とは，その実像を追い求める場であり，自らが自らを教育に向かせる場です．その場の師は，患者さんです．患者さんこそが，あなたに，［臨床推論］を正しく遂行できるように数多くの記憶心像の種を授け，あなたを，"考え，行動できる"臨床家に育ててくれる，唯一の師であることを忘れてはなりません．

索　引

欧文

BPPV　96,98
common disease　9
critical disease　9
Crossed SLR　55
Dix-Hallpike 法　98
Epley 法　98
FAIR テスト　55
fast edema　150
HIV 感染　111
JA　86
Jolt accentuation　86
K ボンネットテスト　55
non pitting edema　150
OPQRST　18
PCM　3
pitting edema　147,150
PPPD　97
PSA　63
RA　138
ROS　8,22
semantic qualifier　16
slow edema　147,150
SLR　44
SQ　16
Wallenberg 症候群　97,98

あ

アキレス腱反射　44
悪性腫瘍　135,137,140
圧痕性浮腫 pitting　152
アナフィラキシー　150
アルコール性多発神経炎　111
アルゴリズム法　8
安静時痛　45

い

一次性頭痛　68,71,88,89
飲酒歴　144
陰性尤度比　34

う・え・お

ウイルス性関節炎　117,135,137,140
壊死性筋膜炎　150
炎症性関節炎　50
延髄外側梗塞　97,98
音過敏　76

か

解釈モデル　12
外傷性関節痛　117,126,132
外側大腿皮神経麻痺　111
回内筋症候群　107
開放型質問　12
過換気症候群　106
下肢伸展挙上テスト　44
仮説演繹法　5,8,124
化膿性関節炎　130
感覚障害　104
肝硬変　146,149
関節リウマチ　117,135
感染性関節炎　117,126,130,132
感染性疾患　62
感染性椎体炎　41
感度　30,32

き

偽陰性　32
既往歴　144
記憶心像　162
ギオン管症候群　107

擬似体験　163
喫煙歴　144
急性炎症性脱髄性多発神経炎　111
急性多関節炎　117, 136, 137
急性多関節痛　140
急性多発関節炎　138
急性単関節炎　117, 128, 129, 130
急性動脈閉塞症　106
胸郭出口症候群　106, 113
偽陽性　32
強直性脊椎炎　140
胸腰椎圧迫骨折　41
棘突起の叩打痛　44
ギラン・バレー症候群　111
筋萎縮　109
緊張型頭痛　68, 71, 73, 74
筋力低下　44
筋・筋膜性腰痛　41

く・け

くも膜下出血　89
頸椎症性神経根症　106, 112
結核性関節炎　117, 125, 126
血管炎　111
血管炎症候群　140
結晶性関節炎　117, 125, 126, 132
解熱鎮痛薬　65
言語的情報　11
ケンプ徴候　55

こ

膠原病　135, 137, 140
交差性下肢伸展挙上テスト　55
甲状腺機能低下症　146
項部硬直　86, 87
絞扼性末梢神経障害　106
骨粗鬆症　62
コンパートメント症候群　111

さ

細菌性髄膜炎　86, 87
サイトメガロウイルス神経炎　111
坐骨神経痛　42
サドル型感覚障害　54

し

嗜好歴　144
事後オッズ　35
事後確率　35
指床間距離　44
システムレビュー：ROS　8, 22
事前オッズ　35
事前確率　30
持続性知覚性姿勢誘発めまい　97
膝蓋腱反射　44
疾患スクリプト　25
尺骨神経麻痺　107
ジャクソンテスト　112
重症疾患多発ニューロパチー　111
重点の質問　14
十問歌　22
手根管症候群　107, 113
手根管チネルサイン　109
腫瘍性疾患　50
受療行動　39
上殿皮神経障害　41
小脳梗塞　92, 97, 98, 101
上腕三頭筋反射　109
上腕二頭筋反射　109
触覚　44
新 RA 分類基準　139
神経根障害　54, 109
神経叢障害　109
振戦　104
真の陰性率　33
真の陽性率　32
深部腱反射　44
深部静脈血栓症　150
心不全　146
腎不全　146, 149, 149, 150

索 引

す

錐体路障害　109
髄膜炎　87,90
髄膜炎・脳炎　83
髄膜刺激症状　86
スパーリングテスト　112

せ

正中神経麻痺　107
脊髄横断障害　111
脊髄疾患　106
脊髄中心部病変　111
脊髄半側病変　111
脊柱管狭窄症　111
脊椎関節炎　117
全感覚消失　111
閃輝暗点　76
全身性エリテマトーデス　117
前兆　76
仙腸関節由来の腰痛　41
前庭神経炎　97,98
前立腺がん　64

た

帯状疱疹　111
多発神経炎　111
多発性硬化症　111
多発性神経障害　106

ち

知覚解離　111
知覚心像　162
知覚鈍麻　109
チネルサイン　109
治未病　153
中枢性神経障害　109
中枢性めまい　96
宙吊り型　111
中毒性末梢神経障害　111

肘部管症候群　107,113
直感的診断法　7

つ・て

椎骨—脳底動脈循環不全　97,98
低 Ca 血症　106
徹底検討法　8
手袋靴下型　111
デルマトーム　112
転移性脊椎腫瘍　66
伝染性紅斑　140

と

橈骨神経麻痺　107
糖尿病性多発神経炎　111
特異度　30,33
突発性難聴　97

な・に

内臓性疾患　62
二次性頭痛　68,74,87,88,89,91
尿管結石　50

の

脳炎　83
脳幹病変　111
脳血管障害　106

は

バイタルサイン　21,84,128,145
パターン認識　7
発熱　65
馬尾症状　54

ひ

非圧痕性浮腫 non pitting　152
光過敏　76
非言語的な情報　12

腓骨神経麻痺　111
ビタミンB_1欠乏症　111
ビタミンB_6欠乏症　111
ビタミンB_{12}欠乏症　111
腓腹神経麻痺　111
頻度が高い疾患・病態　9

ふ

ファレンテスト　109
風疹　140
浮腫　142,144,146,147,149,150,152
フリックサイン　109
フローマン徴候　113

へ

閉鎖型質問　14
ベイズの定理　30,35
変形性関節症　117,126
片頭痛　68,71,73,74,78

ほ

蜂窩織炎　150,152
膀胱直腸障害　54
傍腫瘍症候群　111
ポルフィリン症　111

ま

末梢性めまい　96
慢性炎症性脱髄性多発神経炎　111

慢性多関節炎　117
慢性単関節炎　117

み・め・も

見逃してはならない疾患・病態　9
メニエール病　97,98
問題表象　17

や

夜間痛　45
薬剤性浮腫　146,149
薬剤性末梢神経障害　111
薬物乱用頭痛　91

ゆ・よ

尤度比　30,33
陽性尤度比　34
腰椎椎間板ヘルニア　41

り・れ

梨状筋症候群　50
良性発作性頭位眩暈症　96,98
臨床能力　2
レッドフラッグ　21,29

わ

鷲手　113
腕橈骨筋反射　112

あとがき

　本書の発刊を企画してから上梓に至るまで，約8年の長い道のりでした．この間，本企画にご協力いただいた多くの方々がいらっしゃいます．お名前を本誌冒頭に記載させていただき，謹んで謝意を捧げます．

　8年の間には企画に頓挫の兆しもあり，一度は諦めも襲いましたが，一念発起再スタートを図り，2018年，数社に本企画を持ち込みました．が，断られました．理由は，鍼灸関係書籍の売れゆき不振と時期尚早とのことでした．時事的話柄として記録に留めおきます．
　それが一転，発刊の幸運に恵まれたのは，一重に，矢野　忠先生と，錦房（株）社長　竹内　大氏との本企画に対する深いご理解と，絶大なご助力の賜物であり，明記して深甚なる謝意を贈らせていただきます．

　鍼灸医療教育の場に，問診に代わる「医療面接」の概念の浸透と実践とを提唱してから，ほぼ十数年が経ちました．
　なぜ提唱したか，それは伝統医療にその時代の医療の在り方に相応しい衣を着せて，進みゆく時代に即応できる伝統医療の姿形にするためでした．本書はその提唱の線上にあります．

　<u>あなたの</u>，時代に即応した（その時代の患者さんの様態に即応できる）臨床の充実，ひいては患者さん中心の臨床の展開に，すこしでも本書がお役に立てたとすれば，望外の喜びとするものです．

2019年1月

丹　澤　章　八

【編著者略歴】

丹澤　章八（たんざわ　しょうはち）

1929年東京都生まれ．1951年信州大学松本医学専門学校（現，信州大学医学部）卒業．1957年医学博士（京都府立医科大学）．専門はリハビリテーション医学，傍ら東洋医学（主として鍼灸医学）を独学修得．1976年上海中医学院（現，上海中医薬大学）留学．社会福祉法人神奈川県リハビリテーション事業団七沢リハビリテーション病院リハビリテーション部長・東洋医学科部長，東海大学医学部非常勤教授，明治鍼灸大学（現，明治国際医療大学）大学院教授を経て同大学名誉教授．この間，厚生省あはき審議会委員，あんま・マッサージ・指圧師，はり師，きゅう師国家試験委員長など歴任．社団法人全日本鍼灸学会名誉会員．

【主要編著】

「高齢者医療のための鍼灸医療」1995年，「鍼灸最前線」1997年，「鍼灸臨床における医療面接」2002年（共に編著），医道の日本社．「脳卒中最前線」（分担執筆）医歯薬出版，1987年．「鍼灸の風景」（講演・随筆集），丹塾，2014年．「未病医学標準テキスト」（分担執筆）日本未病システム学会編，2018．

臨床推論─臨床脳を創ろう

2019年2月10日　第1版　第1刷発行

編著者　丹澤　章八
発行者　竹内　大
発行所　錦房　株式会社
　　　　〒244-0002　横浜市戸塚区矢部町1865-8
　　　　TEL／FAX　045-871-7785
　　　　http://www.kinfusa.jp/
　　　　郵便振替番号　00200-3-103505

© Kinfusa Inc., 2019.〈検印省略〉　　　印刷／製本・真興社

乱丁，落丁の際はお取り替えいたします．

ISBN978-4-9908843-4-5　　　　　　　　Printed in Japan

JCOPY〈出版者著作権管理機構　委託出版物〉
本書（誌）の無断複製は著作権法上での例外を除き禁じられています．複製される場合は，そのつど事前に出版者著作権管理機構（電話03-3513-6969，FAX 03-3513-6979，e-mail：info@jcopy.or.jp）の許諾を得てください．